衛生・公衆衛生学
環境と健康

第4版

共著

田中正敏
能川浩二
谷島一嘉
曽田研二
稲葉　裕
赤松　隆

株式会社 杏林書院

はしがき

　近年の人類を取り巻く環境の変容は著しいものがある．物質文明の発展は加速度的であり，科学の発達はこれまで地球上に存在しなかった物質を造りだしている．人々は石炭，石油などの資源を採掘し，大量に物質を生産・消費し，生活・産業廃棄物は大気，河川，土壌を汚染し，生活環境にとどまらず地球全体の環境にも影響を与えている．大気中のオキシダント，水道水に含まれるトリハロメタン，土壌中にも検出されるダイオキシンなど，その量が微量であっても生物への影響，慢性曝露による人への健康影響が問題となっている．またフロンガスによるオゾンホールの出現や酸性雨，二酸化炭素（炭酸ガス）による温室効果から地球温暖化と，それらの影響は拡大し地球規模に及んでいる．

　以前，人間－環境系の関係は，相対的に巨大であった自然環境のもとで老廃物や排ガスなどは大気や河川，海洋へ希釈や拡散などの形で解決されてきた．しかし，半減期の長い放射性物質，丈夫で耐久性のある合成樹脂などの各種廃棄物を埋め立てたとしても，それらは今様の貝塚となりその数量は次第に増してゆく．物質の生産過程においても，従来の人類－環境のサイクルに乗った地球環境に負荷を与えない閉鎖回路の一連のプロセスが必要である．人類の行動に変容は必須であろうが，無計画で制御のとれない変化は，やがて人々の防御能力に障害を与え，環境適応能力や健康レベルを低下させることにもなる．

　人類と疾患との関係では，中世にはペスト，コレラなどの伝染病が猛威をふるった．一時期には慢性伝染病，わけても結核が蔓延し，日本では国民病として恐れられた．有史以来の脅威であった伝染病は，病原体が明確になると予防対策，抗生物質などの有効な治療法により撲滅あるいは減少に向かい，疾病構造に変化をもたらしている．近年には環境悪化による公害病や職業性疾患，そしてストレスや運動不足，食事習慣などにかかわる生活習慣病の増加がみられる．一方でエイズや新型インフルエンザ等の感染症が新しい形で人類に脅威を与えている．

　18世紀後半，英国に始まった産業革命は，世界を次第に倦土し，人々の社会環境を大きく変えた．そして20世紀後半のコンピュータの進歩，発展は，情報革命，IT社会となり，またたく間に世界に広まり，激変の様相を呈している．ストレス過多の社会，精神的・静的労働は，蓄積・慢性疲労をもたらし，夜勤や交代制勤務など生理的に負担を強いる労働の場も多くなってきている．情報化社

会にあって今後ますますこうした傾向は加速されて行くものと思われる．

　環境には広大な自然環境があり，そして人類の場合には生活活動の場である社会環境の存在があり，その比重は近年ますます増大している．本書の刊行を企画するにあたり，衛生・公衆衛生学を環境保健の分野と社会保健の分野からアプローチし，本書「環境と健康」，そして「人類と健康」の分冊とした．衛生・公衆衛生学の基本事項とともに今日的な医療・保健・福祉の動向を踏まえて，必要事項を包括的に簡潔におさめ，図表にまとめるように努めた．保健統計，基準などは衛生・公衆衛生学にとって基礎をなすものであり，複数の章，項にわたるもの，経年的に追加されるものなどについては巻末に付図表とするよう努めた．ここ10年余りの社会変化はめまぐるしい．今回の改訂にあたっては資料を新しいものに替え，一部に著者が変わり，章立てを変えさせていただいた．

　保健，医療・医学，福祉の一連の教育のなかで，社会医学（予防医学，健康医学）が重視され，展開されてしかるべきであり，それらの根幹である衛生・公衆衛生学は，社会の動向とも深く関連している．それらの今日性が本書に示された骨格に肉付けされ，社会科学，健康科学，環境科学として社会に浸透することを願っている．

　最後に，本書を改訂出版するにあたり絶大なご協力をいただきました杏林書院の佐藤直樹氏に深く御礼を申し上げる．

　2009年1月

著者しるす

目 次

はしがき ………………………………………田中正敏………	ii
1章　環境をめぐって～自然環境と人為環境～ ………………	1
1．人と環境………………………………………田中正敏………	1
（1）環境と適応 ………………………………………	1
（2）環境の評価 ………………………………………	4
2．空気と健康……………………………………能川浩二………	6
（1）空気の人体への作用 ……………………………	6
（2）空気の成分とその変動の人体影響 ……………	6
3．水と健康………………………………………………………	8
（1）水と人間生活 ……………………………………	8
（2）水質基準とその意義 ……………………………	10
（3）上水道 ……………………………………………	11
（4）下水 ………………………………………………	14
4．温熱環境………………………………………田中正敏………	16
（1）温熱条件の評価 …………………………………	16
（2）人間の温熱反応 …………………………………	18
5．気象と健康……………………………………………………	20
（1）気候帯と疾患 ……………………………………	20
（2）気象病 ……………………………………………	21
（3）季節病 ……………………………………………	21
6．放射線…………………………………………谷島一嘉………	23
（1）非電離放射線 ……………………………………	23
（2）電離放射線 ………………………………………	25
2章　生活環境～安全から至適環境～ ………………………	28
1．居住環境………………………………………田中正敏………	28
（1）安全な住まい ……………………………………	28

（2）住居空間の衛生 …………………………………………… 28
　2．衣服の衛生 ……………………………………………………… 34
　　（1）衣服の機能 …………………………………………………… 34
　　（2）衣服気候 ……………………………………………………… 35
　　（3）衣服による障害 ……………………………………………… 36
　3．ねずみ族・昆虫の駆除 ………………………………谷島一嘉 …… 38
　　（1）ネズミの害と駆除 …………………………………………… 38
　　（2）衛生害虫とその対策 ………………………………………… 39

3章　環境破壊〜拡大する汚染〜 ………………………………… 40
　1．廃棄物処理 ……………………………………………谷島一嘉 …… 40
　　（1）一般廃棄物 …………………………………………………… 40
　　（2）産業廃棄物 …………………………………………………… 44
　2．公害について …………………………………………能川浩二 …… 44
　　（1）公害の概念 …………………………………………………… 44
　　（2）公害の歴史 …………………………………………………… 44
　　（3）公害の現状 …………………………………………………… 45
　　（4）公害の健康影響 ……………………………………………… 45
　　（5）わが国の公害行政 …………………………………………… 45
　3．環境悪化の要因 ………………………………………………… 47
　　（1）大気汚染 ……………………………………………………… 47
　　（2）水質汚濁 ……………………………………………………… 49
　　（3）地盤沈下 ……………………………………………………… 51
　　（4）悪臭 …………………………………………………………… 52
　　（5）土壌汚染 ……………………………………………………… 52
　　（6）農薬汚染 ……………………………………………………… 52
　　（7）近年問題とされている化学物質による環境汚染 ………… 52
　　（8）騒音 …………………………………………谷島一嘉 …… 54
　　（9）振動 …………………………………………………………… 56

4章　感染症～感染の拡がりと予防～　　　　曽田研二　　59
1．感染症の疫学　59
（1）感染症成立の要因　59
（2）流行現象　63
2．主要感染症の疫学的特徴と動向　65
（1）ヒトからヒトへの感染症　65
（2）動物からヒトへの感染症　67
（3）節足動物からヒトへの感染症　69
（4）無生物からヒトへの感染症　69
（5）寄生虫症　69
（6）妊娠関連感染症　72
（7）院内感染　73
3．感染症の予防　75
（1）伝染病予防の原則　75
（2）国内の感染症対策　77
（3）外来伝染病対策　78
（4）消毒と滅菌　78
（5）予防接種　79

5章　ライフスタイルと健康～食生活を中心に～　　稲葉　裕　　85
1．ライフスタイルを巡って　85
（1）生活習慣病の概念　85
（2）健康増進の概念　85
（3）健康日本21と健康増進法　86
（4）健康フロンティア戦略・新健康フロンティア戦略　87
2．栄養と食生活　88
（1）栄養失調から栄養過多へ　88
（2）国民栄養調査／国民健康・栄養調査　88
（3）食生活と健康　90
（4）食生活指針と栄養バランスガイド　90

（5）食育基本法 …………………………………………………………… 91
　3．食の安全 ……………………………………………………………………… 92
　　（1）食中毒 ………………………………………………………………… 92
　　（2）細菌・ウイルス性食中毒 …………………………………………… 94
　　（3）化学物質による食中毒 ……………………………………………… 94
　　（4）自然毒食中毒 ………………………………………………………… 95
　　（5）食品添加物・残留農薬 ……………………………………………… 98
　　（6）遺伝子組み換え食品 ………………………………………………… 99
　　（7）プリオン（牛海綿状脳症，狂牛病） ……………………………… 100
　　（8）食品アレルギー ……………………………………………………… 100
　　（9）食品安全委員会・食品衛生行政 …………………………………… 100
　4．運動と休養 …………………………………………………………………… 102
　　（1）健康づくりのための運動指針 ……………………………………… 102
　　（2）健康づくりのための休養指針 ……………………………………… 104
　　（3）健康づくりのための睡眠指針 ……………………………………… 104
　5．喫煙と飲酒 …………………………………………………………………… 105
　　（1）喫煙の健康影響 ……………………………………………………… 105
　　（2）たばこ対策 …………………………………………………………… 105
　　（3）飲酒の健康影響 ……………………………………………………… 105
　　（4）飲酒関連問題対策 …………………………………………………… 107

6章　産業保健をめぐって～働く人々の健康～ …………………………… 109
　1．産業保健の基礎 ……………………………………………………………… 109
　　（1）産業保健の変遷 ……………………………………………田中正敏……… 109
　　（2）体力と労働強度 ……………………………………………………… 111
　　（3）職業病と衛生管理 …………………………………………………… 113
　　（4）有害物の吸収と排泄 ………………………………………能川浩二……… 116
　　（5）量－反応関係，量－影響関係 ……………………………………… 117
　2．作業態様と健康障害 …………………………………………谷島一嘉……… 118
　　（1）頸肩腕障害 …………………………………………………………… 118

（2）腰痛症 …………………………………… 118
　　（3）VDT作業による障害 …………………… 120
　3．産業疲労 ………………………………………… 121
　　（1）産業疲労の原因 ………………………… 121
　　（2）疲労判定方法 …………………………… 124
　　（3）産業疲労の防止対策 …………………… 125
　4．職場不適応 ……………………………………… 127
　5．産業災害 ………………………………………… 128
　　（1）産業災害の疫学 ………………………… 128
　　（2）労働災害の発生要因 …………………… 128
　　（3）安全対策 ………………………………… 131

7章　産業中毒〜化学的原因による健康影響〜 ……… 能川浩二 …… 132
　1．金属中毒 ………………………………………… 132
　　（1）鉛中毒 …………………………………… 132
　　（2）カドミウム中毒 ………………………… 132
　　（3）水銀中毒 ………………………………… 135
　　（4）クロム中毒 ……………………………… 136
　　（5）マンガン中毒 …………………………… 136
　　（6）ヒ素中毒 ………………………………… 136
　　（7）亜鉛中毒 ………………………………… 136
　2．ガスによる中毒 ………………………………… 137
　　（1）シアン化水素中毒 ……………………… 137
　　（2）硫化水素中毒 …………………………… 137
　　（3）二酸化硫黄中毒 ………………………… 137
　　（4）二酸化窒素中毒 ………………………… 137
　　（5）フッ化水素中毒 ………………………… 137
　　（6）酸欠症 …………………………………… 138
　　（7）ホスゲン中毒 …………………………… 138
　　（8）歯牙酸蝕症 ……………………………… 138

3．有機化合物による中毒 ………………………………………………… 139
　（1）有機溶剤による中毒 ……………………………………………… 139
　（2）その他の有機化合物による中毒 ………………………………… 139

8章　職業性疾患の要因～物理的原因などによる健康影響～ ……… 142
1．物理的原因と健康障害 ………………………………………………… 142
　（1）高温による障害 ………………………………… 田中正敏 …… 142
　（2）冷房，低温による障害 …………………………………………… 143
　（3）異常気圧による障害 …………………………… 谷島一嘉 …… 144
　（4）音による障害 …………………………………… 田中正敏 …… 148
　（5）振動による障害 ………………………………… 谷島一嘉 …… 149
　（6）電離放射線による障害 …………………………………………… 150
　（7）紫外線などによる障害 …………………………………………… 152
2．職業癌 ……………………………………………… 赤松　隆 …… 153
　（1）職業癌の歴史と発癌性 …………………………………………… 153
　（2）予防対策 …………………………………………………………… 154
3．じん肺症 ………………………………………………………………… 157
　（1）歴史と病変 ………………………………………………………… 157
　（2）診断と予防対策 …………………………………………………… 160
4．生物的原因などによる健康障害 ……………………………………… 160
　（1）生物的原因による健康障害 ……………………………………… 160
　（2）職業性アレルギー ………………………………………………… 161

付表・付図 …………………………………………………………………… 164
索　　引 ……………………………………………………………………… 186

1章 環境をめぐって
～自然環境と人為環境～

1．人と環境

(1) 環境と適応

　生物の活動は環境条件と密接な関係をもっている．環境には地形や気象などの自然環境とともに生物あるいは生物の活動自体も含まれる．人間の場合には人々の活動の場である社会的環境の比重が大きい．生物は自然環境に適応することにより生存してきたが，人類は知力により科学，文化を身に付け，自然環境に手を加え人間に適合させる形で活動の場をひろげてきた．自然環境は雨や風，寒さなど時として人間に対して刺激的な環境である．それらに対する手段として人間は建物や衣服による保護的な環境，即ち人為的環境をつくり上げてきた．

　環境を人間との関係からみると，大きく自然環境と人為的環境（人工環境）とに区分される（図1-1）．これらのなかには物理的要因，化学的要因，生物的要因，社会的要因が含まれる．物理的要因には人類が自然からエネルギーを得，それを光や熱として自在に使いこなし，人為的環境に取り入れてきたものもある．また，化学的要因のなかには人間が産業活動や生活行為によって生じた有害物質を放出し，環境汚染の原因となる物質もある．

　20世紀に入り人口が急激に増加し，世界人口が増加し始めた1650年ころの世界人口は5億5,000万人と推計されており，それが1950年の人口は約25億人，1995年には57億人，2000年には61億人に達している．森林，原野などが開発され，人々の生存圏を拡大し，都市化が進み，自然環境の人為化が加速している．一方で科学技術の発達はこれまで地球上に存在しなかった人工放射能や有機化合物などをつくりだし，人々の生活，活動により自然界にはき出される廃棄物は，自然のもつ浄化能力を陵駕し，大気汚染，水質汚染が進み自然環境を悪化させ自

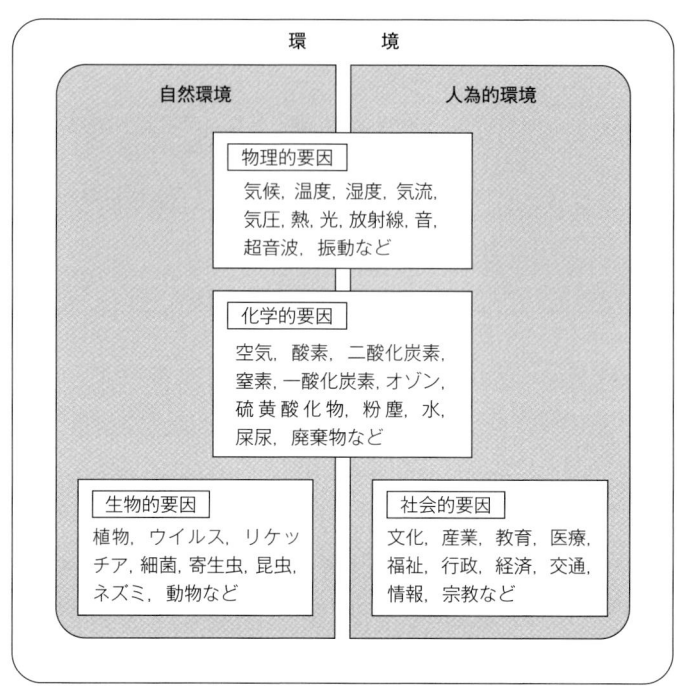

図1−1 環境の構成要因

然界の循環サイクルに影響を与えている．海や河川の汚染は生息する魚などに奇形を生じさせ，さらには食物連鎖による有害物の生物濃縮[*1]により人々への健康被害もみられる．

　変化する外部環境に対し動物は能動的に対応する能力をもっている．人間も環境に影響されながら，身体の内部環境の恒常性[*2]を保ち，身体機能を働かせ，生命を維持している．すなわち，人間は外部環境から水分や電解質，酸素，エネルギー源としての食物の供給を得て，体内での代謝活動を行なっているが，細胞代謝，臓器の活動，酵素反応などには，身体内部の環境が，ある一定の範囲にあることが不可欠である．この恒常性の維持のためには，生体内での出力エネルギー

[*1] 生物濃縮：生物が外界から取り込んだ物質を体内に高濃度に蓄積される現象である．環境中の濃度が薄くとも体内で濃縮され，生物体内で環境中の濃度より高くなる．食物連鎖から高濃度の濃縮がおこり，有害物質が蓄積され，人間の健康に害をもたらす場合もみられる．

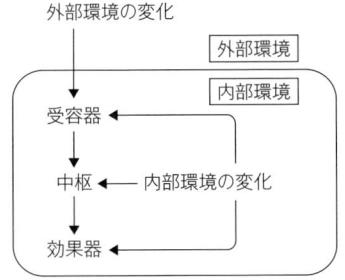

図1-2 生体のフィードバック機構

を入力側に戻し制御するフィードバック機構が重要な働きをする(図1-2).この生体機構は外部環境の変化をキャッチする感覚器などの受容器,これらの変化の信号を伝える神経系などの伝達系,信号を受け判断し指令を各部の効果器に伝える脳の中枢系,そして実際の活動を行なう筋,骨格系の効果器で構成され,これらがフィードバック機構をなしている.

　歴史的にみるとベルナール(C. Bernard)は身体の外部環境と内部環境の概念を明確にし,外部の変化が身体内の環境で緩和され,両者が作用しあい,動的平衡によって生命活動が営まれるとした.キャノン(W. B. Cannon)は身体内の恒常性の観点から,恒常性維持のためには自律神経系の働きが大きく,生体が異常な環境に置かれると,内分泌系からのアドレナリンの作用により組織的な反応が起こるとし,自律神経-副腎髄質系の反応を強調した.セリエ(H. Selye)は体内の変化を脳下垂体-副腎系のホルモンの作用を中心に,ストレス学説を唱え,一連のストレス反応過程を,警告反応期,抵抗期,疲弊期の各期に分け,汎適応症候群(general adaptation syndrome)としている(図1-3).

　生体は外部環境の変化に対して,生体機能を反応させ適応現象を起こす.これには外部環境の変化が一時的な場合から,日内変動,週間変動,季節的な変化,さらには年を単位としての長期間にわたる場合となる.それにともない生体の反応は生理的反応のみならず,体格や形態など生態的に差異が生じてくる.

　人間の適応能力には,生物学的適応能力とともに文化的適応能力がある.人間は文化や科学の面で急激な発展をしているが,生物学的にみればその変化はわずかである.科学文明の進歩によって人類を取囲む外部環境は,ときとして環境破壊の形となり,人間の生物学的適応能力をこえた状態もおこる.

[*2] 恒常性(ホメオスタシス):生体,ヒトが外部環境の変化などによらず,体温,体液の酸性度,血糖値などの体内状態を一定に保ち,これらは神経系,内分泌系などの伝達系の働きにより維持される.これらの学説はC.ベルナール,W.B.キャノンにより提唱された.

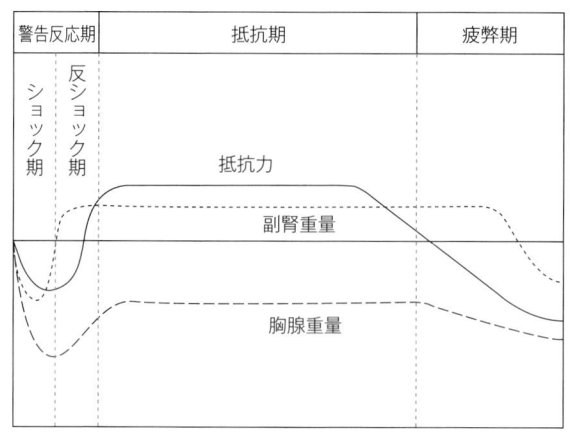

図1-3　セリエの汎適応症候群の三期

(2) 環境の評価

　至適環境条件とは体内の恒常性を維持するのに最も適した環境条件であり，それらは温熱，気圧，空気，光，音，ガスなど各種の環境条件によって異なる．①温熱や気圧などの場合には高くとも低くとも生体機能，人間生活に障害となり，中間帯に至適範囲のある場合である．②有害ガス，騒音，粉塵などの場合には濃度や条件が零レベルに近く低ければよい場合である．③水や空気の清浄度などの場合には，清浄レベルが高ければよい場合に分けられる（図1-4）．

　至適条件の評価には，人間の感覚による主観的な評価と，各種検査，測定などによる客観的な評価がある．後者には消費エネルギーなどの生理的指標，そして運動や作業量などの効率的または能率的指標がある．これらの許容範囲には性差，年齢差，適応の程度などによって個人差または集団間での差がみられる．

　環境条件は人間の健康や生活面に深く影響する．環境によっては疾病を発生させないことはもとより，能率的で快適であることが求められる．こうした外部環境を一定レベルに保つために環境の基準値が定められる．環境による生体の反応や影響を的確に把握することは重要である．一般的な手法として，各種の資料や測定値から，環境の汚染状態を評価するための判定基準として一定の許容値を定め，それに安全率を乗じ行政対策レベルとしての目標値を設定する．環境保全のための技術的な手法や経済的に実現可能なレベル面での検討を行ない，法的に規

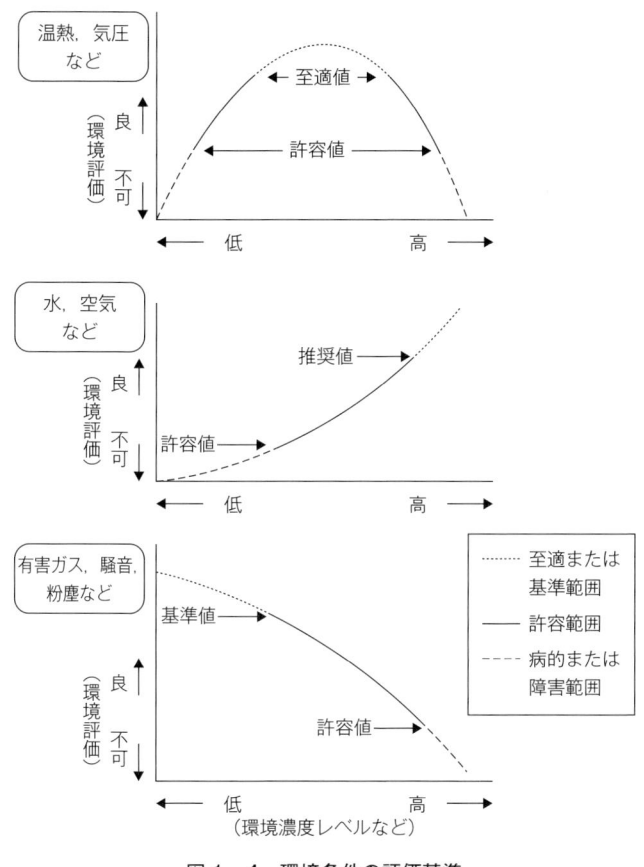

図1-4　環境条件の評価基準

制力のある基準値が求められる．

　地域の生活環境における一般的な環境基準には，年齢や健康状態の異なるいろいろな人々を対象としており，その環境に生涯を通じて長期間曝露されることを前提としている．産業環境では健康な成人労働者が一定時間に職場で労働をする場合の労働条件での限界値に比べ，一般の環境基準は厳しくおさえられるのが通例である．

2. 空気と健康

(1) 空気の人体への作用

空気の直接的な人体への作用は，①酸素の補給，②体熱の放散，③有害物質（病原性微生物，大気汚染の原因となる有害物など）の伝播である．

(2) 空気の成分とその変動の人体影響

空気の成分上の変動が人体に影響を与えるのは，①正常成分に変動を生じた場合，②有害な異常成分の混入の場合である．

1) 正常成分の変動

空気の正常成分は表1-1に示すように，ほぼ窒素4：酸素1の割合である．

①酸素 O_2：空気中 O_2 濃度の低下は人体中 O_2 消費が最大で，O_2 欠乏に弱い脳の機能障害を中心に症状が出現する（表1-2）．1気圧下で O_2 濃度16％以上では症状は現れない．O_2 欠乏に対する適応として，短期間では呼吸数，心拍数の増加，長期間では赤血球数増加，組織の血管走行の増加などがみられる．O_2 過剰（O_2 分圧上昇）では，呼吸器の炎症，てんかん様けいれんを主徴とする酸素中毒がみられる．また，保育器内の O_2 過剰が新生児網膜症の発生に関連するとされている．

②二酸化炭素（炭酸ガス）CO_2：

（a）CO_2 の毒性：ヒトに対する毒性は弱く，3％までは特に症状はない．8％で呼吸困難，10％で死亡する危険がある．ただし，O_2 の供給が十分であれば10％でも問題はない．

（b）空気汚染の指標としての CO_2：室内での燃焼，呼吸（呼気中 CO_2 濃度は4％）により空気汚染が進行すると CO_2 濃度も増加する．したがって，室内空気汚染の指標として CO_2 が用いられる．日常生活の室内空気の許容濃度は0.1％，労働環境（事務所衛生基準規則，付表1）の許容濃度は0.5％である．

2) 異常成分の混入

空気には，正常成分以外のガス，蒸気，微粒子状物質が含まれている．特定の地域で発生する大気汚染として，また産業現場で問題となる．

①一酸化炭素 CO：CO は無色，無臭の気体で，炭素を含む物質の不完全燃焼により発生する．日常生活での急性中毒の発生，一般環境汚染（自動車排気ガスによる）が問題となっている．

表1−1 乾燥空気の正常成分

空気成分	体積百分比（%）(20℃，1気圧)
窒素（N_2）	78.10
酸素（O_2）	20.93
二酸化炭素（炭酸ガス）（CO_2）	0.03
アルゴン（Ar）	0.93
ネオン（Ne）	0.0018
ヘリウム（He）	0.0005

表1−2 空気中の酸素濃度の変動と症状，原因

酸素濃度	症状	発生原因
50〜60%以上	肺炎，てんかん様けいれん	①O_2の高圧下での吸入
（21%）	（大気中濃度）	
（18%）	（酸素欠乏症等防止規制による下限値）	
12〜16%	脈拍，呼吸数増加 精神集中力低下，頭痛，耳鳴り	①密閉室内でのO_2供給の途絶え（潜水艦など）
14〜9%	判断力低下，酩酊状態，全身脱力	②作業現場でのO_2欠乏 化学的：地下工事，坑内などでの酸化や燃焼によるO_2消費
10〜6%	意識消失，チェーン・ストークス呼吸	生物的：穀物貯蔵庫などでの呼吸によるO_2消費
6%以下	一瞬のうちに失神→呼吸停止，心停止	物理的：下水道などでメタンガス発生によるO_2減少 ③気圧低下（高山病，航空病）

（a）急性中毒：ヘモグロビンとの親和性は酸素の250〜300倍あり，容易に一酸化炭素ヘモグロビン（HbCO）をつくる．これには酸素運搬能がなく，組織中酸素の欠乏をきたし，中毒を起こす．HbCO濃度と症状は密接に関係する（表1−3）．

（b）慢性中毒，後遺症：軽症急性中毒の繰り返しのためと思われる易疲労，記銘力低下，心筋障害，視覚障害が現れる．重症な急性中毒の後遺症として，精神症状（健忘，失外套症候群），神経症状（不随意運動，失行，筋硬直）がみられる．

②**硫黄酸化物**SO_x：二酸化硫黄（亜硫酸ガスSO_2），無水硫酸（SO_3），硫酸ミスト（H_2SO_4）などがあり，大気汚染ではSO_2がおもに問題となる．SO_2は水に溶けやすく，粘膜に酸として作用し，急性では粘膜刺激症状，慢性では慢性気管

表1-3 血液中の一酸化炭素ヘモグロビン（HbCO）量と症状

HbCO（%）	症状
2以下	非喫煙者
3〜6	喫煙者（20本／日）
10	激しい活動時の息切れ
20	普通活動による息切れ，軽い頭痛
30	頭痛，神経過敏，注意力低下
40	激しい頭痛，精神錯乱，これ以上は危険
50以上	意識混濁，虚脱，長びけば死亡

支炎，歯牙酸蝕症を起こす．

③**窒素酸化物 NO_x**：一酸化窒素（NO），二酸化窒素（NO_2）が主要な化合物で NO_2 が最も毒性が強い．SO_2 がおもに上気道を刺激するのに対し，NO_2 は水に溶けにくいためおもに下部気道，肺胞に達し，肺水腫を起こす．また，ヘモグロビンをメトヘモグロビンに変化させ，酸素運搬能を低下させる．

④**オキシダント**：光化学反応（窒素酸化物＋炭化水素＋紫外線→オキシダント）により大気中で二次的に生成される酸化力の強い物質の総称である．オゾン（O_3）が90%以上を占め，PAN（peroxyacetylnitrate），アルデヒド，ケトンなどを含む．光化学スモッグのおもな原因物質で夏期の日中に発生する．粘膜刺激症状，呼吸抵抗増加をきたす．

⑤**浮遊粒子状物質**：空気中に浮遊する微粒子の総称で，ダスト（固体微粒子），ミスト（液体微粒子），ヒューム（高温で気化した金属などが凝結したもの）に分かれる．直径 $0.1\mu m$ 未満および $1〜5\mu m$ のものが最も気道深部まで吸入，沈着しやすい．人体影響には，①じん肺，②各種アレルゲンの伝播，③金属粒子による中毒，④粘膜刺激，炎症の発生，⑤病原体の伝播などがある．

3．水と健康

（1）水と人間生活

1）水と人体

ヒトの体重の60〜70%は水であり，その10%を失うと脱水症状を起こし，20%を失うと生命は危険に陥る．断食では数週間は耐えうるが，水を全く摂取しないと数日間で死亡する．

ヒトはし尿，汗，不感蒸泄などで常に体外に水分を放出しており，体内の全水分は約 16 日間で入れ替わると計算されている．生命維持のために必要な水の最低摂取量は 1 日に排泄される水の量に等しく，2〜3ℓである．

2）水の必要量

生理的必要量のほかに，生活用水（料理，洗濯，浴用，清掃），産業用水，農業用水，消火用水などに多量の水が使用され，文化水準が高くなるほど水の需要は増大する．日本では 2007 年の上水道 1 人 1 日配水量は全国の中央値で 361ℓ，95% 値で 630ℓである．

3）水の健康影響

①病原性生物：水系伝染病として，消化器系の伝染病，特にコレラ，赤痢，腸チフスが重要である．その他アメーバ赤痢，ワイル病，ウイルス性肝炎（A 型），ポリオ，寄生虫病が含まれる．飲料水汚染による消化器系伝染病のわが国における大流行例としては，1935 年川崎市の赤痢（患者 1,258 人，死者 69 人），1937 年大牟田市の赤痢（患者 12,887 人，死者 626 人），外国では，1892 年ハンブルグ市のコレラ（患者 17,0000 人，死者 8,600 人）などがある．

水系流行のおもな特徴は，①爆発的な発生，②患者発生は汚水水系に限定，③患者の性，年齢，職業などに無関係，④潜伏期間が長く，致命率は低いなどである．

飲料水を濾過することにより腸チフス，コレラなどの消化器系伝染病死亡率が著しく減少するのみならず一般死亡率の減少することを 1893 年，米国の H. F. Mills がマサチューセッツ州ローレンス市で，J. J. Reincke がドイツのハンブルグ市で観察し，これはミルス・ラインケの現象とよばれている．

②有害化学物質

（a）自然的要因：その水が由来する地質，水底堆積物より溶出するフッ素，鉄，マンガンなどがある．フッ素を多量に含む水を飲水し続けると斑状歯を形成する．しかし少量のフッ素の存在は，う歯罹患率を減少させるので米国では 1.0mg/ℓまでのフッ素添加を実施している．

（b）人工的要因：鉱山，工業排水，農薬の混入，配管材料よりの溶出による．シアン，クロム，ヒ素，カドミウム，水銀，有機燐などは，急性または慢性中毒を起こす．

③水の硬度：水中のカルシウム，マグネシウムイオン量を意味し，これに対応する炭酸カルシウム量で表したものである．一般に 100mg/ℓ以下を軟水，それ

以上を硬水という．硬度には一時硬度（重炭酸塩のように煮沸により析出するカルシウム，マグネシウム塩量），永久硬度（硫酸塩，硝酸塩のように煮沸により析出しないもの）および両者をあわせた総硬度がある．硬水を常用すると下痢，尿路結石を起こすことがある．また，生活上（石鹸の効力の低下，茶・コーヒーの味が悪い），工業上（ボイラーの罐石）不利なことが多い．

④ミネラル：飲料水に含まれるカルシウムと脳卒中，心臓血管疾患との関連が報告されるなど，飲料水中のミネラルと健康の関係が注目されている．

（2）水質基準とその意義

上水の満たすべき条件として，①人体に安全であること（病原性生物，有害物質を含まない），②使用上不便がないこと（着色，硬度），③不快感のないこと（臭味，濁り），があげられる．

水質基準は2003年に大幅に改正され水質基準項目（健康関連31項目と生活支障関連20項目：水道事業者に検査義務あり），水質管理目標設定項目（健康関連15項目と生活支障関連12項目：今後，水質管理において留意する必要のある項目），要検討項目（40項目：必要な情報・知見の収集に努めていくべき項目）が決定されている．

①亜硝酸性窒素，硝酸性窒素：動物の死体，し尿，下水に含まれる窒素化合物は，アンモニア性窒素→亜硝酸性窒素→硝酸性窒素の過程で酸化されてゆく．したがって，水がし尿，下水により汚染されて時間が経ていないときはアンモニア性窒素，古い汚染の場合は硝酸性窒素が検出される．しかし，還元性物質が地質に存在する場合はその還元作用により硝酸性窒素からアンモニア性窒素となることがあるので，窒素による汚染の判定には注意を要する．アンモニア性窒素の多くは炭酸アンモニウムであり，それ自体は無害である．硝酸性窒素は多量では，メトヘモグロビン血症などの有害作用をなす．

②塩素イオン：し尿，下水には，塩化ナトリウムの形で塩素イオンが存在しているので，地質や海水による一定量以上の塩素イオン検出は，汚染の指標となる．

③過マンガン酸カリウム（$KMnO_4$）消費量：水中の酸化されやすい物質（おもに有機物）によって消費される$KMnO_4$のことで，し尿，下水の混入した際は消費量が増大する．

④一般細菌，大腸菌：一般細菌は，必ずしも病原性のものではないが，集落数の多い場合は汚染を疑う．大腸菌は，し尿による汚染を疑わせる最も重要な指標

である．

⑤シアン，水銀，有機燐：工場，鉱山の排水，農業に由来し，強い人体毒性をもつ．

（3）上水道
1）歴史

日本の水道では1590年の神田上水が初めで，1654年には玉川上水が完成している．近代上水道はロンドンが最も古く，1619年各戸給水が実施され，砂濾過による原水の浄化を含む水道は1829年である．日本の近代上水道は1887（明治20）年，横浜に始まり，1957（昭和32）年施行の水道法により，水道行政が大きく前進した．水道普及率は2006（平成18）年の時点で97.3%（給水人口/総人口）である．

2）水道の種類

水道法では給水人口により上水道（給水人口5,001人以上），簡易水道（給水人口101人以上5,000人以下），専用水道（常時の居住者101人以上の寄宿舎，社宅など自家用），簡易専用水道（水槽容量$10m^3$をこえるビルなどの給水施設）に分けている．

3）水源

①天水：雨水を主とするもので，大気中の細菌，粉塵を含み，軟水である．

②地表水：河川，湖沼，貯水池の水で上水道取水量の73.2%〔2006（平成18）年〕を占める．地表水は汚染しても水の自浄作用（①希釈，②沈殿，③紫外線による殺菌，④水にとけている溶存酸素による有機物の酸化，⑤微生物による貪食，分解）により清澄となる．

③地下水：湧水，井戸水，伏流水があり，水道取水量の23.9%〔2006（平成18）年〕を占める．

4）上水道施設の構成と機能

上水道は，①水源よりの取水，②導水路による運搬，③浄水場での浄水，④浄水場より各家庭への送水，配水より構成されている（図1-5）．

①浄水機能：沈殿，濾過，消毒より成っている．

（a）沈殿

普通沈殿：原水を沈殿池にてゆっくり（2〜3mm/秒）流し，浮遊物，微細な土砂を沈降させて除く．

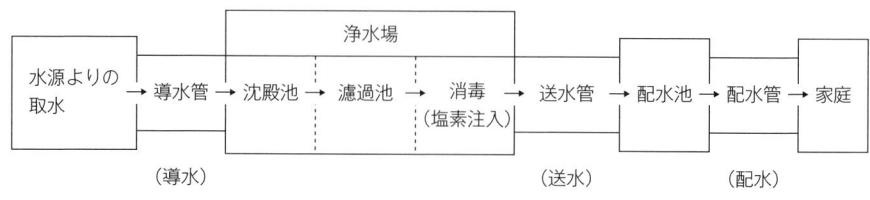

図1-5　上水道の機構

　薬品沈殿：沈殿効率を上げるため凝集剤として硫酸アルミニウム（硫酸ばん土）を加え，微生物，粒子状物質の表面荷電を中和し，沈降しやすい大きさの塊（フロック）にする．

（b）濾過

　緩速濾過（英国式）：下から砕石，砂利，砂の順に重ねた濾過層（深さ約1.5m）に水を流して濾過する方法で普通沈殿法を併用する．濾過を続けると水中の微生物，藻類が砂層の表面に沈着し，緻密なコロイド状の濾過膜（生物学的濾過膜）をつくる．これにより，細菌の99％が除去される．濾過速度（水面の下降速度）は3～5m/日と遅く，濾過を続けていくうちに濾過膜が厚くなり，濾過速度が落ちる．そのため水を止めて表砂層の削り取り，洗浄が必要となるので効率が悪く，現在はほとんど用いられていない．

　急速濾過（米国式）：濾過層の構造は緩速濾過と同様であるが濾過層が薄く，面積は小さい．必ず薬品沈殿と併用する．砂が目詰まりしたときは，底から水を逆流させて，目詰まりを直すことができ，掃除が簡単である．濾過速度は120m/日，凍結，水藻の発生がなく，色度，濁度の高い原水に適し，ほとんどの都市で用いられている．

（c）消毒

　塩素消毒：濾過により99％の細菌が除かれても，完全な消毒と配水中の再汚染を考慮して，塩素（Cl_2）を用いる消毒を行なう．水に加えられた塩素は以下のように反応する．

$$Cl_2 + H_2O \rightleftarrows HCl + HOCl \text{（次亜塩素酸）}$$
$$HOCl \rightleftarrows H^+ + OCl^- \text{（次亜塩素酸イオン）}$$

｝遊離型残留塩素

次亜塩素酸は同イオンになり，次亜塩素酸が最も強い殺菌力を示す．アンモニアがあるときは以下のように反応する．

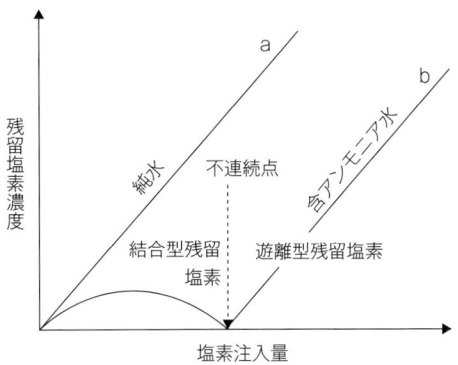

図1-6 塩素注入量と残留塩素濃度

$$NH_3 + HOCl \rightleftarrows H_2O + NH_2Cl \text{(モノクロラミン)}$$
$$NH_2Cl + HOCl \rightleftarrows H_2O + NHCl_2 \text{(ジクロラミン)}$$
\} 結合型残留塩素

クロラミンを生じ,これは殺菌力は弱い.遊離,結合型をあわせて残留塩素という.塩素注入量は,給水栓末端で遊離型0.1ppm以上(結合型の場合は0.4ppm以上),病原性生物による汚染のおそれのあるときは同0.2ppm以上(同1.5ppm以上)を保てるようにする.塩素注入量と残留塩素量の関係は,水質良好であれば,図1-6のa,アンモニアが存在すると図1-6のbのように一時的に結合型残留塩素が減少する.これはクロラミンに塩素がさらに加えられると,次のような反応によりクロラミンが分解されるためである.

$$NH_2Cl + NHCl_2 \rightarrow N_2 + 3HCl$$
$$2NH_2Cl + Cl_2 \rightarrow N_2 + 4HCl$$
$$2NH_3 + 3Cl_2 \rightarrow N_2 + 6HCl$$

最も減少した点を不連続点(臨界点)といい,この点をこえるとアンモニアは分解されて消失しているので遊離型残留塩素が増加する.不連続点をこえて塩素を注入するやり方を不連続点塩素処理法という.近年,塩素とフミン質などの反応に起因してトリハロメタンが生成し,その発癌性が問題視されている.なお,井戸水にはCl_2として漂白粉(クロールカルク)が用いられる.

(d) その他の消毒法:オゾン殺菌法,紫外線殺菌法,煮沸,カタジン法(重金属作用を利用する)がある.いずれも大規模な消毒には不適である.

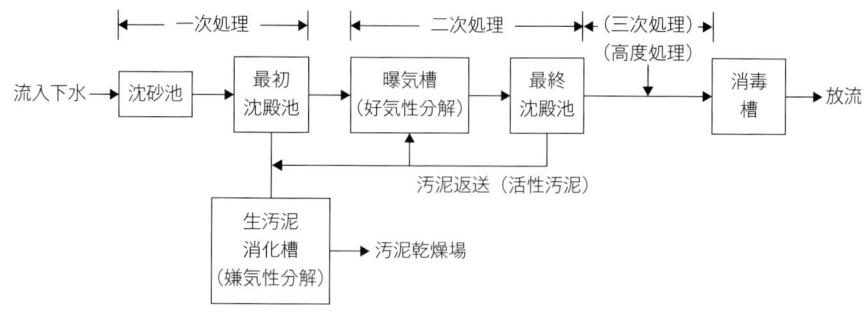

図1-7 活性汚泥法による下水処理の過程

(4) 下水

下水は市街地の不用な水の総称で，汚水（家庭排水，産業排水）と雨水を意味している．下水は水洗便所からの病原微生物，寄生虫卵，産業排水からの有害物質を含み，汚水氾濫を起こすなど生活環境に悪影響を及ぼすので，これを排除し，処理する施設（下水道）が必要となる．わが国における下水道は1883（明治16）年東京で敷設された汚水管が最初とされているが，①近年までし尿が肥料として使われ農村還元されていたこと，②河川が短くよどまず，海に囲まれていたこと，③人口の都市集中が今日ほど急激でなかったこと，などのため普及は進まなかった．1958（昭和33）年に新たに下水道法を制定し，普及に努めていが，2005（平成17）年の下水道普及率（処理人口／総人口）は69％であり，96％の英国（1993年）など先進諸国に比べきわめて低水準である．

1) 下水道の種類

下水道には，公共下水道（市街地の下水の排除，処理をする），流域下水道（市町村の単位をこえ，河川流域単位での処理を行なう），都市下水路（おもに市街地における雨水の排除を行なう）がある．

2) 下水処理

下水道は下水を集め，排除する排水施設と，浄化する処理施設から成っている．

①排水施設：下水の排水方式には，分流式（汚水と雨水を別々の下水管に流し，汚水だけを終末処理場へ送る），合流式（汚水，雨水を同じ管で流し，ともに終末処理場へ送る），混合式（分流式に一部雨水を入れる）があり，わが国では分流式を取り入れている都市が多い．

②処理施設：図1-7に一般的な処理過程を示す．

表1-4 おもな水質汚濁の指標

指 標	内 容
透視度	水の澄明の程度.透視計により測定
水素イオン濃度 (pH)	一般都市下水は7前後,著しい変動は特殊な産業排水の混入を疑う
浮遊物質 (SS, suspended solid)	水に懸濁している固形物総量(直径2mm以下).増加→光の透過性の低下→藻類の同化作用阻害→生物に影響.有機物の沈下→ヘドロの形成
溶存酸素 (DO, dissolved oxygen)	水に溶解している酸素量.有機物,還元性物質により消費される.DO低下→硫化水素発生+鉄→硫化鉄→水が黒色(死んだ川)
生物化学的酸素要求量 (BOD, biochemical oxygen demand)	水中の有機物が好気性微生物による酸化分解を受ける際に消費される酸素量.通常20℃,5日間の消費酸素量で表す(有機物増大→BOD値上昇).
化学的酸素要求量 (COD, chemical oxygen demand)	水中の被酸化物(有機物)が酸化剤(過マンガン酸カリなど)により分解されるときに消費される酸素量(有機物増大→COD値上昇)
有害物質	シアン,クロム,カドミウム,水銀,鉛,有機燐など.産業排水に由来
一般細菌群	有機汚染の度合を示す
大腸菌群	し尿汚染の程度を示す

③生物学的浄化

(a) 嫌気性処理:嫌気性微生物により有機物を分解し,無機化するもので,腐敗槽,これを改良したイムホフ槽がある.アンモニア,硫化水素などの悪臭ガスの発生,分解に時間を要する欠点がある.下水の小規模処理に用いられている.

(b) 好気性処理

a.活性汚泥法:予備処理した下水に活性汚泥(好気性菌を多数含む泥状物)を加え,曝気槽で空気を送り込み,攪拌することにより,好気性菌による分解を行なう方法である.処理した下水を最終沈殿池に送り,その上澄は塩素消毒後放流,沈殿物は再び活性汚泥として利用される.浄化率はBODで85〜95%,浮遊物質で80〜90%である.都市下水の大規模処理に用いられている.

b.散水濾床法:砕石,コークスなどで濾床をつくり,これに下水を散布し,濾材表面の微生物膜の作用により有機物の分解を行なう.

3）高度処理（三次処理）

近年,富栄養化防止,下水処理水再利用のため,高度処理が行なわれる.除去対象物質は,燐,窒素,浮遊物質,微量有機物質でオゾン酸化,凝集沈殿,イオン交換などがある.

4）放流下水の水質基準

下水道法により放流下水についての水質基準が設定されている（付表2）

5）下水の水質（水質汚濁の指標）

下水の汚染程度を判断するのに用いられるおもな指標を表1-4に示す.

4．温熱環境

（1）温熱条件の評価

温熱条件は,環境側の要素と人体側の要素とに大別される.温熱環境としては気温,湿度,風速,輻射の4つの要素が重要である.また,人体側の要素としてはエネルギー代謝量,衣服条件が重要であり,これらには男女差や年齢差がみられ,体格や健康状態,地域,季節などの影響をうける.温熱環境の評価には,環境要素を組み合せ,さらに人体側要素のエネルギー代謝量や衣服量を加え,人々の温冷感,快適感を対比させるなどして,適用条件により各種の温熱指数が提案されている（表1-5）.

気温によってある程度,その場の温熱環境の方向づけができる.さらに気温と湿度から不快指数（温湿指数：Discomfort Index）[3]が算定され,風速が0.5m/秒程度のごく微風の室内などでは夏季の蒸し暑さなどを評価するのに簡易であり理解もしやすい.気温,湿度,気流を組合せた有効温度（感覚温度：Effective Temperature）は,ある作業条件,ある気温における湿度100%で無風の場合の人間の感覚を基準として,乾球温度,湿球温度,気流の条件を変えたときの体感反応の比較を行なう.輻射熱の影響が大きい場合には乾球温度の代わりに,黒球温度を用い,修正有効温度が算定される.

しかし,有効温度は湿度の影響や人間の過渡的な感覚が主となるなどの問題が

---

[3] 不快指数：1957年に米国の気象学者のE.C.トムが蒸し暑さを示す指数として提唱した.指数70-74で不快を訴える人が出始め,75-79になると半数以上の人が,そして80-85で全員が不快と感じる.

表1-5　温熱指標と特徴

適用	指標	特徴
一般的環境	グローブ温度または黒球温度 (T_g)	輻射 (T_g), 気温 (T_a), 気流 (v) の3因子の総合評価. 作用温度を近似的に計測するのに用いられる. そして輻射効果, 平均輻射温度 (T_r) の算出に用いられる. $T_r = T_g + 2.37\sqrt{v}(T_g - T_a)$
一般的環境	不快指数または温湿指数 (DI, THI)	温湿度の組合せにより有効温度の近似値を与える. 簡便で理解が容易 $THI = 0.72(T_a + T_{wb}) + 40.6$ T_{wb}: 湿球温度　T_a: 乾球温度
室内環境	作用温度 (TO, STO)	輻射, 気温, 輻射熱伝達率, 対流熱伝達率を含む等価仮想気温
室内環境	有効温度または感覚温度 (ET)	気温, 湿度, 気流の組合せを被検者の主観的判断に基づいて比較, 等価温度のノモグラムを構成, 低温域にて湿度の影響を過大に, 高温域にて過少に評価
室内環境	修正有効温度 (CET)	上記ETを求める際, 気温の代わりにグローブ温度 (T_g) を用いるもので, ETに輻射の影響を考慮して評価
室内環境	新有効温度 (ET*, STOH)	発汗による体温調節機能を含む熱平衡モデルに基づき, 気温, 輻射, 湿度, 気流, 着衣, 作業量などの変数より, 生理因子として皮膚温, 体内温, 発汗量, 貯熱などを総合的に評価できる
室内環境	快適チャート	気温, 湿度, 気流, 輻射, 呼吸放熱量, 作業量, 着衣量を変数として熱平衡をもたらす環境因子の組合せを求める. ただし, 発汗による調節は含まない
室内環境	快適メータ	輻射, 気温, 気流の総合評価をもとに着衣量, 作業量, 湿度を電子回路系の定数として与えPMV (predicted mean vote) を指示する
暑熱環境	4時間発汗率 (P_4SR)	発汗量の予測を気温, 輻射, 湿度, 気流, 作業量を変数とするノモグラムを用いて行なう
暑熱環境	熱ストレス指数 (HSI)	気温, 輻射, 水蒸気圧, 気流, 作業量をもとに, 蒸発によって失われるべき熱量を算出, 蒸発によって調節可能な予備力の評価
暑熱環境	湿球黒球温度指数 (WBGT)	気温 (T_a), 輻射 (T_g), 湿度 (T_{wb}) の計測より上記ETの近似値を与える試み $WBGT = 0.7T_{wb} + 0.2T_g + 0.1T_a$ (輻射のある場合) または $= 0.7T_{wb} + 0.3T_g$ (輻射のない場合)
暑熱環境	オックスフォード指数 (WD)	気温 (T_a) と湿度 (T_{wb}) による評価 $WD = 0.15T_a + 0.85T_{wb}$
寒冷環境	風冷指数 (WCI)	気温 (T_a) と風速 (v) を因子とする環境の寒冷度の評価 $WCI = (10.5 + 10\sqrt{v} - v)(33 - T_a)$

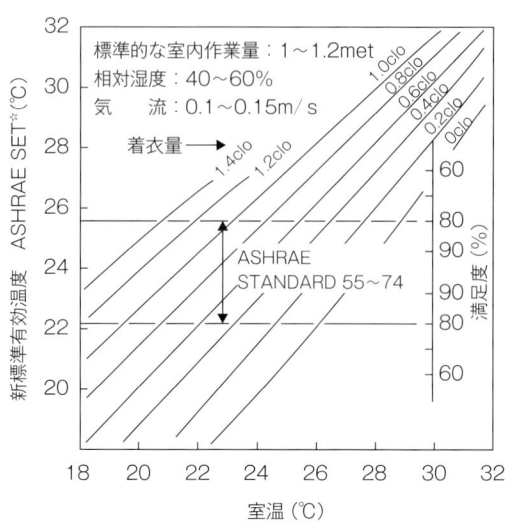

図1−8 新標準有効温度線図
着衣量と室温を変数として標準的な室内作業,相対湿度,気流のときの関係を示す.満足度80％以内に対応するSET☆はアメリカ空調学会の室内環境基準温度とされている(Gagge, Nishi, Nevins)

指摘されており,米国のGaggeらが中心となり,新有効温度(ET☆：ETスターとよび従来のETと区別している)を提唱している.この場合には環境側および人体側の温熱要素の多くを総合的に評価するものであり,湿度50％での人間の感覚を基準としおり,日常の実生活での実感とも適合するという利点もある(図1−8).暑熱環境の指標として4時間作業時の発汗量の予測より成る4時間発汗率(predicted 4 hour sweat rate：P4SR),身体の熱平衡状態を保つために必要な蒸散量とその環境条件で蒸散することのできる最高の発汗量との比より求めた熱ストレス指数(heat stress index：HSI)や暑熱環境や高温職場などで温熱指標として多用されている暑さ指数(湿球黒球温度指数,wet bulb globe temperature index：WBGT)などがある.寒冷環境の指標としては,気温と風速から算定される風冷指数がある.

(2) 人間の温熱反応

身体内では産熱と放熱が常に行なわれており,通常はこの両者がバランスのとれた状態にあり,ほぼ一定した正常体温が保たれる(図1−9).産熱因子は食物を基とし,糖質,脂肪,蛋白質の三大栄養素が体内で代謝されエネルギー源とな

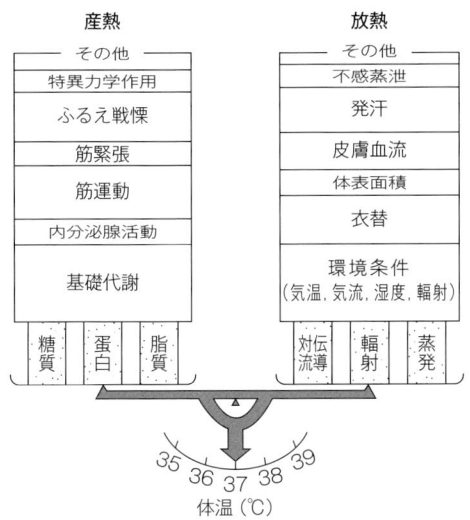

図1-9　人体の産熱と放熱のバランス

る．放熱は輻射，伝導，対流および蒸発により行なわれ，外部の温熱環境による影響が大きい．身体表面からは不感蒸泄の形で絶えず水分が失われており，暑熱時には発汗による放熱の割合が大きい．

至適温熱条件は人間の生活活動，健康状態などによっても異なるが，一般に，①主観的至適温熱環境，②生理的至適温熱環境，③生産的至適温熱環境のように分類される．

主観的至適温熱環境は心理的な尺度であり，その温熱条件における満足度など各個人の心理的な状況を示している．したがって同一の温熱条件においてもかなりの個人差がみられる．

生理的至適温熱環境は体温を一定に維持するのに生体機能にあまり負担を強いず，体温調節反応のためのエネルギー消費量が最小である環境である（図1-10）．温度条件が高くなると，皮膚血管の拡張や発汗などの物理的調節により放熱作用が盛んになる．気温の低い環境においては化学的調節が盛んになり，産熱量が増加する．この調節系が活発になる点が下臨界温である．上臨界温は血管が拡張し血液循環が飽和状態となり，蒸発が盛んになる時点である．これらの臨界温にはさまれた暑くも寒くもない範囲が中性温域であり，この温域のさらに狭

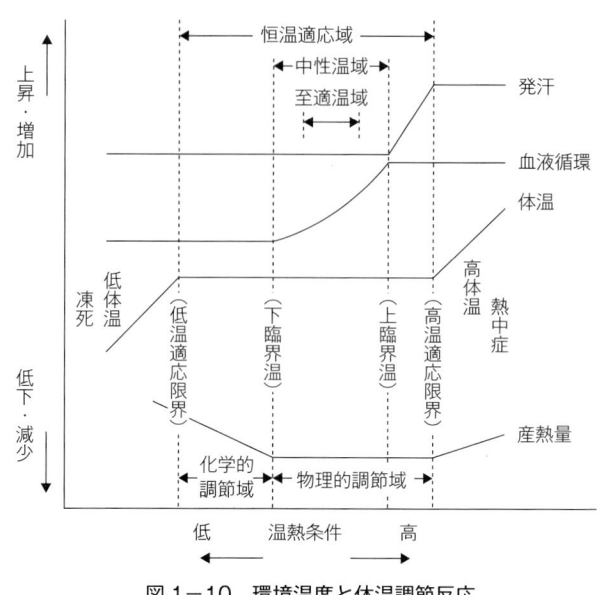

図1-10　環境温度と体温調節反応

い範囲に産熱量も少なく，生体に負担の少ない生理的至適温域がある．

　生産的至適温熱環境は，人間がいろいろの活動をする場合に，最も能率の上がる環境であり，暑すぎても寒すぎても能率は低下する．激しい肉体労働や運動時には，身体内の産熱量が増加し発汗も多くなり放熱に有利な温度の低い場合が活動能率を上げうる．一方，精神作業などでエネルギー消費の少ない場合には，暖かめの環境が好ましいが，主観的に快適な環境においてはかえって脳の覚醒レベルが低下し，作業能率が低下する場合もみられる．各々の至適環境がかならずしも一致するとはかぎらない（付表1）．

5．気象と健康

（1）気候帯と疾患

　気象や気候，季節などによる環境条件は，直接的または間接的に人間の健康状態に影響し，疾病や死亡の状態が季節的に変動する場合がみられる．気候帯は，寒帯，温帯，熱帯に大別される．寒帯は地域的には南北両極圏内にあり，年平均

気温0℃以下の地域である．夏季には白夜となり，昼間が著しく長い．逆に，冬季には太陽の出ない夜のみの日も含めて夜の時間が長くなり，精神的には抑うつ的になりやすい．

温帯は極圏と回帰線との間に位置し，年平均気温が0℃から20℃の地域であり，四季の別がはっきりしている．地域により寒波や熱波などの襲来があるが，概して気候は温和である．この地域にはリウマチ性疾患や伝染性疾患が多くみられる．

熱帯は地理的には赤道を中心に南北両回帰線の間に位置し，年平均気温20℃以上の地域とされる．一般に日射が強く高温多湿で季節による気温差が小さく，雨季と乾季がある．この地帯では寄生虫病や節足動物による伝染性疾患が多い．

同じ気候帯においても高山や盆地，内陸や海岸地域など地形によって気象現象が異なる．赤道近くに位置していても山岳地帯など高度によって気候が異なり，熱帯高山気候は，高度が高くなるに伴って気候は温和となり，年間を通じて常春のような地域もある．その他，海岸気候，大陸気候，砂漠気候，森林気候など地域により特徴的な気候状態がみられる．

各地の気候を比較するのにクリモグラフ（気候図表）が用いられる．これは横軸に相対湿度を，縦軸に気温をとり，各月の平均値をプロットしたものである（図1-11）．高温・多湿の蒸し暑い気候や高温・低湿の乾燥した砂漠地帯にみられるような焦熱の気候，低温・多湿のしっとりと冷たい冷湿の気候，そして低温・低湿の刺すように冷たい気候など，季節による地域の気候が特徴づけられる．

（2）気象病

気象や気象変化に敏感で病状が悪化し，多発する疾患を気象病という．リウマチ，外傷，神経疾患などによる慢性組織障害による疼痛は，気象変化によって増強し天気痛といわれる．原因となる気象変化として，急激な気温低下，低気圧，天候の急変などがあるが，前線通過時，特に寒冷前線の通過時に影響が出やすい．気団と気団の接触面である前線では気温，湿度，密度などが不連続である．寒冷気団が温暖気団を押しやり進むとき前線面が地表面に接する線が寒冷前線である．前線を境にして異なる気団の到来により，気象状態の変化が大きい．

（3）季節病

季節がその発症や増悪に著しく影響する疾患があり，これを季節病とよぶ．一般に消化器系感染症や，ハエや蚊などの節足動物によって媒介される感染症は夏

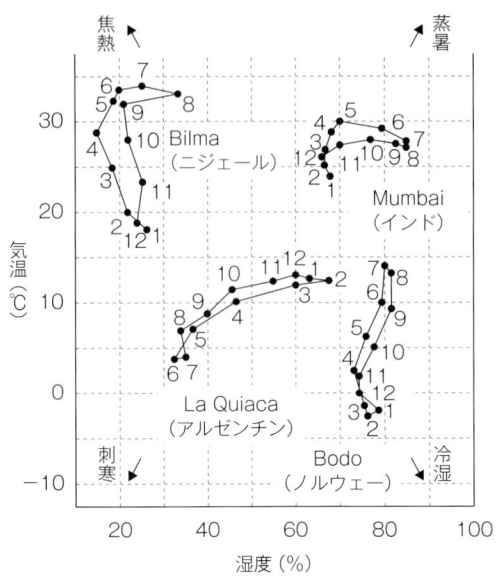

図1-11 クリモグラフ(Climograph；気候図表)
縦軸に気温，横軸に湿度をとり，年間の各月の平均温・湿度をプロットして線でつないだ図形で，上下の差は気温の変化，右左の差は湿度の変化を示す．図中の数字は何月を示す．
(東京天文台編纂：理科年表，丸善より作図)

に多発する．これは感染症の病原体，そしてハエや蚊などの病原体を媒介する生物が夏季に増殖しやすいためである．一方，肺炎や気管支炎などの呼吸器系疾患は冬季に多発しやすい．低温，低湿の寒冷刺激によって上気道が感染を受けやすくなり，細菌，ウイルスの増殖に適した状態になるためである．また，脳血管障害や虚血性心疾患も冬季に多く，寒冷刺激が血管収縮，それに伴う高血圧などの要因として関連している．

　以前には夏季に死亡率が高い疾患が多くみられ，心疾患，脳血管疾患も冬季のみでなく夏季にも高い死亡率がみられたが，最近の疾病死亡には冬季集中型が多い．偶発性低体温症[*5]の場合には冬季の山や海での遭難事故などによる発生も含め，体温の低下により，生体の機能低下が起こり，凍死の危険性が増大する．都市部において浮浪者や酪酊者に低体温症や凍死の例がみられる．その他，体温調節機能の劣った高齢者などで，寒波の襲来や暖房や住居など生活環境条件の不備が引き金となり，低体温症の発生がみられる．

6. 放射線

(1) 非電離放射線

　非電離放射線は，正式には非電離電磁波放射線とよび，紫外線を含めて，それよりエネルギーの低い電磁波を総称している．電磁波の種類別波長域を示すと図1-12のようになる．

1) 紫外線

　紫外線は化学（写真），蛍光，電離，光電効果などの作用が著しい．波長領域をA（320-400nm），B（280-320nm），C（280nm以下）の三つに分ける．地球外からの紫外線はC領域はオゾン層と大気層でほとんど吸収されるが，AおよびB領域の紫外線の大気による吸収が少なく地上に達しやすいため，夏季の日焼けや冬季の雪上反射による雪焼けなどを起こす．紫外線の好ましい効果は波長により異なり，254〜280nmは強力な殺菌作用がある．またB領域の紫外線は新陳代謝の亢進作用があり，ドルノ線（活性紫外線）とよばれる．特にこの波長は成層圏のオゾンの変化に対して吸収量が大きく変動する領域である．320nm前後の紫外線は皮膚で7-デヒドロ・コレステロールをビタミンDに転換する作用がある．

2) 可視光線

　網膜を刺激して紫〜赤の色感を起こす．太陽による自然光源からの可視光線を採光し，あるいはさまざまな人工光源からの可視光線は照明として広く用いられている．

3) 赤外線

　赤外線は熱作用に富み，写真作用や蛍光作用をくいとめる働きがある．地球外からは波長7,000〜13,000μmの赤外線が大気を通して地上に到達しやすい．赤外線は熱線ともよばれ，皮膚内部への深達作用と発熱作用が大きい．

4) マイクロ波

　マイクロ波は波長が赤外線より長く，1mより短い電磁波で無線用電波に属す

[*5] 偶発性低体温症：低体温麻酔などによる人為的な場合でなく，直腸温などの中核部温が35℃未満となった場合をいう．体温調節機能などの劣化した高齢者に発症しやすく，この場合には老人性低体温症，そして都市部で浮浪者などが低体温症に罹患した場合には都市型低体温症といわれる．

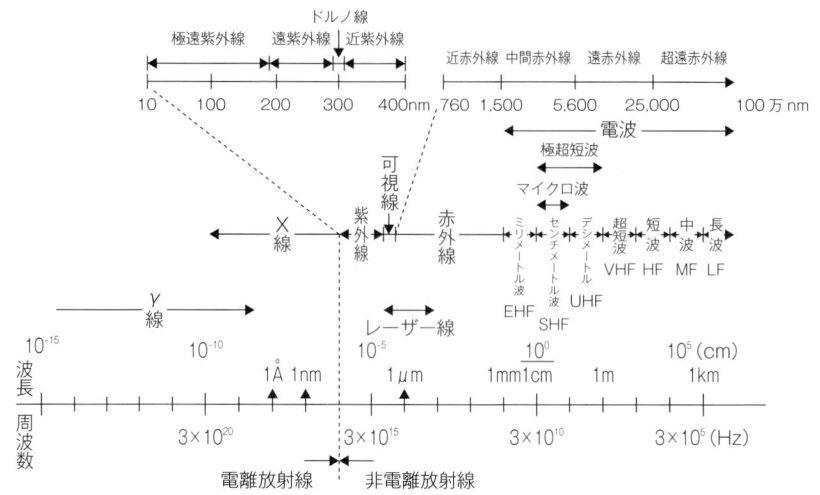

図1-12 電磁波の波長域
1Å=10^{-8}cm, 1nm=10^{-7}cm, 1μm=10^{-4}cm

る．おもな使途はレーダー，通信機器をはじめ，加熱用として電子レンジ，ビニール溶着，ジアテルミーなどである．

5）レーザー光線

LASERはlight amplification by stimulated emission of radiationの頭文字をとった略語で"誘導輻射による光の増幅"の意味であり，1960年に開発された人工光線である．200nmから300μmまでの波長域にあり，紫外線，可視光線，赤外線の一種であるが，一般の光と異なり，単一波長で位相がそろい，指向性が強いという特性をもっている．その用途は通信，計測，加工，医療などの分野に用いられており，医療分野ではレーザーメス，悪性新生物の診断・治療，網膜剥離の手術などに使われている．合金の切断から布地の裁断と固いものにも軟らかいものにも用いられ，応用範囲は広い．

レーザーによる障害は大きなエネルギー吸収に伴う組織の熱凝固，壊死，炭化などである．障害部位は光に曝露されやすい眼と皮膚であり，レーザー光線の種類によりその障害部位は異なる．角膜で吸収されると角膜炎に，網膜では発赤，浮腫，視力低下などエネルギーによりいろいろの障害を起こす．これらの非電離放射線の障害をまとめると表1-6のようになる．

表1-6 非電離放射線の障害

	おもな健康障害
紫外線	皮膚の紅斑，色素沈着，角膜・結膜・虹彩の炎症，雪眼炎，電気性眼炎，皮膚癌
可視線	眼精疲労，近視，頭痛，眼球振盪症
赤外線	皮膚火傷，赤外線白障，中心性網膜炎，熱中症
マイクロ波	白内障，睾丸障害，深部発熱
レーザー波	網膜火傷，皮膚火傷

(2) 電離放射線

電離放射線は電磁波（光子）と粒子線に大別され，表1-7のようにさまざまな種類の電離放射線がある．近年，放射線の単位には表1-8に示すごとく，国際単位系の新しい単位が導入された．

1）電磁波

電磁波は真空ないし物質中を電界と磁界が波のように伝わるもので，X線やγ線などがある．電磁波の透過性を利用して物質の非破壊検査や放射線医学診断などに用いられたり，物質の原子レベルを変化させる性質を利用して生物学・農学分野での品種改良や，倍数体作成や癌治療などに用いられている．

2）粒子線

粒子線は運動エネルギーをもった多数の微小粒子が核外に飛び出したもので，α線（ヘリウムの原子核），β線（原子核から放出される電子線），電子線，陽子線（水素の原子核），中性子線などがある．これらの粒子線は癌治療などに利用されている．

3）電離放射線による障害

電離放射線は不適当な使用によって急性・慢性の放射線障害をひき起こすおそれがあるため，取り扱いや線量について細心の注意が必要である．放射線による生物学的作用には，曝露後数週間以内にみられる早期効果と，長い潜伏期を経て発生する晩発効果および遺伝的な影響がある（表1-9）．

早期効果は大量照射を被った場合に感受性の高い造血組織，生殖腺などの障害が問題になる．急性症状としては頭痛，疲労感，嘔吐などの放射線宿酔や発赤，紅斑，脱毛，水泡，潰瘍などの皮膚症状がみられる．晩発効果としては少量を長

表1−7 電離放射線の種類

粒子の種類		記号	電荷 (電子電荷)	質量(電子質量)	平均寿命(秒)
光子 (photon)	紫外線 γ 線 X 線	 γ X	0 0 0	0 0 0	(電磁場放射線)
中性粒子		ν	0	<0.0005	安定
軽粒子 (lepton)	(陰)電子(β^-粒子) 陽電子(β^+粒子) μ中間子	e^-, β^- e^+, β^+ $\mu^\pm$	-1 $+1$ ± 1	1 1 206.9	安定 安定 2.26×10^{-6}
中間子 (meson)	π中間子 荷電, 中性	$\pi^\pm$ π^0	± 1 0	273.1 264.3	2.56×10^{-8} $<4 \times 10^{-6}$
	K中間子 荷電, 中性	$K^\pm$ K^0	± 1 0	967 975	1.22×10^{-8} 1.00×10^{-8} 6×10^{-8}
核子 (nuclenon)	陽子 中性子	p n	$+1$ 0	1836.12 1838.65	安定 1.04×10^3
	重陽子 三重陽子 α粒子 核破片(軽) 核破片(重)	d t α 	$+1$ $+1$ $+2$ 〜20 〜22	3670 5497 7294 陽子の約95倍 陽子の約135倍	安定 10^9 安定

1) 重陽子以下は素粒子ではない.
2) 陽子, 中性子より質量の大きい素粒子を hyperon とよぶが省略.
3) 原子力および放射線の利用・開発を行なううえで重要な放射線を太字で示す.

期間にわたって浴びた場所に,皮膚癌,白血病,再生不良性貧血,白内障,寿命の短縮などがある.また,遺伝的影響としては遺伝子の突然変異や染色体異常を起こすおそれがあるため,国際放射線防護委員会(ICRP)では職業人,一般人別に各臓器・器官ごとの被曝最大許容線量を勧告している.

表1-8 放射線の単位

	内容	特別単位(記号)	SI単位(記号)	備考
放射能	放射性物質の放射能の強さを表し，1キュリーは1秒間に$3.7×10^{10}$（370億個）の原子崩壊を行なう量である	キュリー(Ci)	s^{-1} Bq ベクレル	$1Bq≒2.703×10^{-11}Ci$ $1Ci=3.7×10^{10}Bq$
照射線量	電離作用の強さを示し，1レントゲンは1kgの空気中に$2.58×10^{-4}$クーロンの電気量を運ぶイオンを発生させる線量である	レントゲン(R)	Ckg^{-1}	$1C/kg≒3.876×10^{3}R$ $1R=2.58×10^{-4}C/kg$
吸収線量	単位質量当たりに吸収されるエネルギーを示す	ラド(rad)	Jkg^{-1} Gy グレイ	$1Gy=1J/kg=100rad$ $1rad=10^{-2}J/kg$ $=100erg/g$
線量当量	吸収線量に放射線の種類に特定の係数（生物学的効果比：X，$γ$，$β$線は1，中性子，陽子線は10，$α$線は20）を掛けたもので，生物影響の大きさを示す	レム(rem)	Jkg^{-1} Sv シーベルト	$1Sv=1J/kg=100rem$ $1rem=10^{-2}Sv$

表1-9 人体に起こる放射線障害

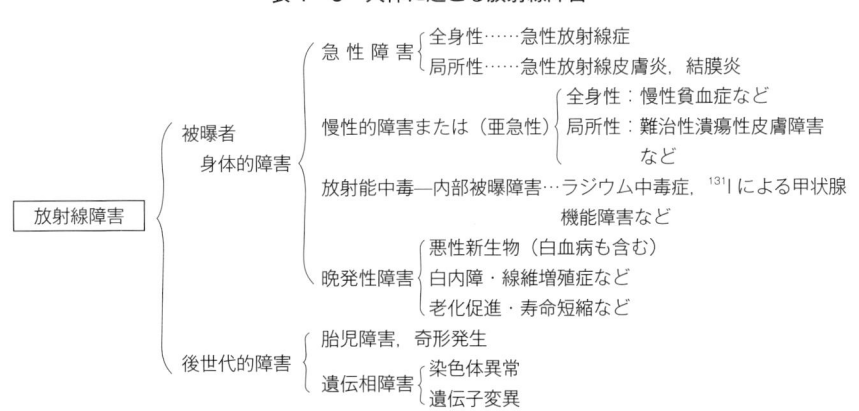

```
                                急性障害 ─┬─ 全身性……急性放射線症
                                         └─ 局所性……急性放射線皮膚炎，結膜炎

                  被曝者      慢性的障害または（亜急性）─┬─ 全身性：慢性貧血症など
                  身体的障害                            └─ 局所性：難治性潰瘍性皮膚障害
                                                              など

放射線障害 ─┤              放射能中毒─内部被曝障害…ラジウム中毒症，¹³¹Iによる甲状腺
                                                          機能障害など

                              晩発性障害 ─┬─ 悪性新生物（白血病も含む）
                                         ├─ 白内障・線維増殖症など
                                         └─ 老化促進・寿命短縮など

            後世代的障害 ─┬─ 胎児障害，奇形発生
                         └─ 遺伝相障害 ─┬─ 染色体異常
                                        └─ 遺伝子変異
```

2章 生活環境
～安全から至適環境～

1. 居住環境

(1) 安全な住まい

　住居は人間を自然の厳しい環境からまもる保護的作用を有し，人々が安全で健康的な生活をおくれる条件を備えていなければならない．戦前には厚生省で住居衛生やその他，住居問題を取り扱っていたが，戦後は建設省で扱うようになり，今では国土交通省の所管となり，厚生労働省では住宅衛生に関しての直接的な関与は薄くなっている．

　建物がおのおのに無計画に建てられると人為的な環境悪化が起こり，法的規制が必要となる．都市計画法では総合的に整備，開発，保全する必要のある都市計画区域を指定し，その区域をさらに市街化区域と市街化を抑制する市街化調整区域に区分している．また用途地域・地区を定め，おのおのの目的によって建築物に制限をかけている（表2-1）．昭和25年に公布された建築基準法は建築物の敷地，構造，設備および用途等に関する最低限の基準を定め，国民の生命，健康，財産を保護し，最終的には公共の福祉の増進に役立つことを目的としており，最近ではシックハウス問題から大きな改正が行なわれ，建物の換気やホルムアルデヒドなどの化学物質に関しての建材の使用制限などの事項が加えられた．

(2) 住居空間の衛生
1) 居住の広さ

　住居や敷地が狭い場合には，日照や通風も悪くなる．建ぺい率とは建物の建築面積（一般的に1階床面積）の敷地面積に対する割合であり，住居地域では60%以下，商業地域では80%以下というように用途地域によって規制が異なる．容積率とは建物の延べ床面積の敷地面積に対する割合であり，階高と敷地との関係

表2-1 用途地域・地区の種類と目的

用途地域・地区	目的
第一種低層住居専用地域	低層住宅の良好な住環境を保護する
第二種低層住居専用地域	主に低層住宅の良好な環境を保護する
第一種中高層住居専用地域	中高層住宅の良好な住環境を保護する
第二種中高層住居専用地域	主に中高層住宅の良好な環境を保護する
第一種住居地域	住居の環境を保護する
第二種住居地域	主に住居の環境を保護する
準住居地域	沿道の業務の利便及びこれと調和した住居の環境を保護する
近隣商業地域	近隣住宅地のための店舗等の利便を増進する
商業地域	主として商業等の業務の利便を増進する
準工業地域	主として環境悪化のおそれのない工業の利便を増進する
工業地域	主として工業の利便を増進する
工業専用地域	工業の利便を増進する
特別用途地区	用途地域内において特別の目的からする土地利用の増進，環境の保護などを図る
高度地区	建築物の高さの最高限度または最低限度を定めて，用途地域内において市街地の環境維持，土地利用の増進を図る
高度利用地区	建築物の容積率の最高限度および最低限度，建ぺい率の最高限度，建築面積の最低限度ならびに壁面の位置の制限を定めて，用途地域内の市街地における土地の合理的で健全な高度利用と都市機能の更新を図る
特定街区	建築物の容積率，高さの最高限度および壁面の位置を定めて，街区の整備改善を図る
防火地域，準防火地域	市街地の火災の危険の防除を図る
美観地区	市街地の美観の維持を図る

である．

　住居の広さは，地域，地価，経済，家族構成など種々の要因によって影響される．近年は都市部においても住居面積は経年的に広くなる傾向がみられるが，都心部における住宅の住居面積は郡部に比較し一般に狭い．

2）換気

　換気の目的は室内の汚れた空気を新鮮な空気に置き換え，室内の空気を清浄に保つことである．換気の悪い狭い部屋に多数の人間が滞在していると，体熱や臭気，呼吸に伴う水蒸気，二酸化炭素が多く排出され空気は汚染される．燃焼器具の使用において不完全燃焼が生ずると一酸化炭素などの有害ガスの排出がみられる．近年は高気密な建物の空間において，新建材や接着剤からのホルムアルデヒドなどによる室内の空気汚染が生じ，さらに室内の換気不良などが要因となり

シックビル症候群[*1]が問題となっている．室内空気の汚染度は二酸化炭素濃度などを基準として評価される．19世紀後半にドイツの衛生学者のペッテンコーヘルは，室内の二酸化炭素の許容濃度を0.1%としており，現在もこの値が用いられている．

室内の空気を清浄に保つのに必要な新鮮空気量が必要換気量であり，二酸化炭素濃度を基準とし，次式より求められる．

必要換気量（m^3/時）

$$= \frac{室内に発生する二酸化炭素量（m^3/時）}{二酸化炭素の許容濃度（0.1\%）- 新鮮外気中の二酸化炭素濃度（0.03\%）}$$

実際に部屋の換気量の算定には，初めに二酸化炭素などの気体を発生させ，一定時間後（t）において再びそのガス濃度を測定し，その減衰をみる．室内の換気量（m^3/時）は，次式により求められる．

$$換気量 = 2.303 \frac{室の気積}{t} \log \frac{最初の二酸化炭素濃度 - 外気の二酸化炭素濃度}{t時間後の二酸化炭素濃度 - 外気の二酸化炭素濃度}$$

換気回数とは1時間にその部屋の空気量が入れ換わる回数であり，1時間の換気量をその部屋の気積で除し算定される．必要換気回数の場合も同様で，部屋の空気を清浄に保つために1時間に換気すべき回数である．

窓や戸口の隙間などにより自然に生じる換気が自然換気であり，これには室内外の温度差や外部の風速による影響が大きい．一般に木造家屋では自然換気量が多いが，鉄筋コンクリート造りの建物では気密性が高く自然換気量が少ないことから，換気扇などの機器による人工換気が必須となる．人工換気の方式として台所の換気扇のように汚れた空気を室外に排除する排気式換気法（第三種換気），新鮮な空気を送り込む送気式換気法（第二種換気），および両者を併用した送排気式換気法（第一種換気）がある．

空気調和方式では除塵した空気を適度の温・湿度に調整しダクトによって各室に送気し，空気清浄と暖房または冷房が同時に行なわれ，ビルなどの大きい建物

[*1] シックビル症候群：建物の空調や換気が不充分で，汚染された室内空気によって，人々が目や気道の刺激，体調不良，アレルギー症状などを訴える．住宅の場合にはシックハウス症候群といわれる．原因として室内で発生する各種の空気汚染物質があげられ，事務機器などからのオゾン，建材に使われているホルムアルデヒドや塗料に使われているトルエンやキシレンなどの揮発性有機化合物，最近はダニアレルゲン，カビなどの生物学的要因によるものが挙げられている．

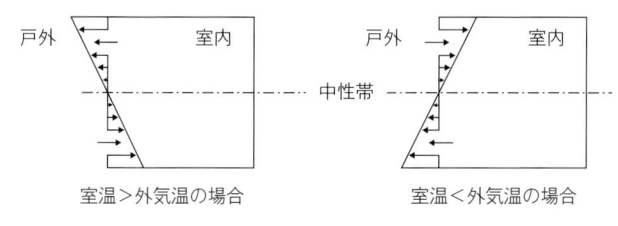

図2-1　室内外の温度差による換気と中性帯

で行なわれている．

　冬季の暖房時には暖められた空気は上方へ移動し外部に出てゆき，冷たい空気は部屋の下部から入ってくる．外気温が室温より低い場合，天井や壁の上部では外への空気圧が大きく，逆に床や下部においては外部から内部へ向かう空気圧が大きい．この外部への圧力と内部への圧力が均衡し圧力が均衡する所が中性帯である（図2-1）．中性帯が部屋の上部にあるほど一般に換気は良好となる．

3）採光と照明

　日光や天空の自然光を室内に取り入れる場合が自然採光（採光）であり，電燈などの人工光源によって明るさを得る場合が照明である．採光あるいは照明が不適当な明るさであると，近視，眼精疲労，眼球振盪症などの障害を起こしやすく，不快感や目の疲労感，作業能率の低下などを生ずる．

　採光には窓の方向，窓の構造，前面の障害物，部屋の大きさ，奥行，色彩などの影響をうける．南向きの窓からは強い照度の採光が得られ，北向きの窓からは安定した照度の採光が得られる．窓の面積が広いほど室内は明るい．建築基準法では採光に有効な窓の広さに対するその部屋の床面積の割合の下限を定めており，この割合は保育所や学校の教室では5分の1以上，住宅や病院などでは7分の1以上，その他の居室では10分の1以上としている．ただし天窓の場合には，同じ窓面積であってもより明るい照度が得られるので，窓面積は通常の3倍として計算される．

　採光による室の明るさの度合いは次式に示す昼光率で表される．

$$昼光率 = \frac{室内のある点の照度}{そのときの戸外の全天空照度} \times 100 \, (\%)$$

　窓の前面に障害物があると室内へ入る光が少なくなるので室内の明るさは低下する（図2-2）．開角は室内のある点からの空の見え方に関係し，これを大きく

図2-2 開角と入射角

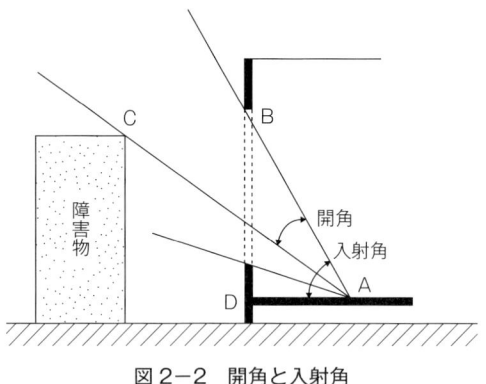

するためには窓の上縁（図でB）を高くして，窓外の障害物（C）を低くする．窓は同じ窓面積であれば縦長の方が横広の場合より採光に有利で，入射角（仰角）は28度以上あることが望ましい．外部の障害物の影響も大きく，開角では5度以上であることが望ましい．

適正な照度は部屋の種類や用途によって異なる（図2-3）．目が疲れないためにはまぶしさが少ないこと，対象と背景の明るさが少ないことなどが必要である．

グレア（glare）とは，高輝度の光源によって視力が低下し，目に不快感をおぼえ物が見えにくくなることであり，快適さのためには，視線から30度以内の目に見える範囲に強い光源など輝きの強い光源を置かないように配慮する必要がある．また，VDT作業時にみられるように周囲の明るさと作業面との照度差が大きいと，眼精疲労を起こしやすいので両者の照度差は30%以内にすべきである．

照明方法は作業などに必要な場所のみを明るくする局所照明と，部屋全体を明るくする全般照明がある．また，直接光線を用いる直接照明と，反射光や散乱光を利用する間接照明がある．直接照明の場合には照明効率は高いが，ぎらぎらした光で，グレアや影をつくりやすい．一方，間接照明の場合には照明効率は低下するが，グレアや陰影は少ない．両者の折衷型として，一部の光を反射光により，そして直接光はスリガラスなどを通して柔らかい光として得る半間接照明がある．

4）室内気候

室内の温熱条件は室内気候といわれ，衣服内の温熱条件である衣服気候とあわ

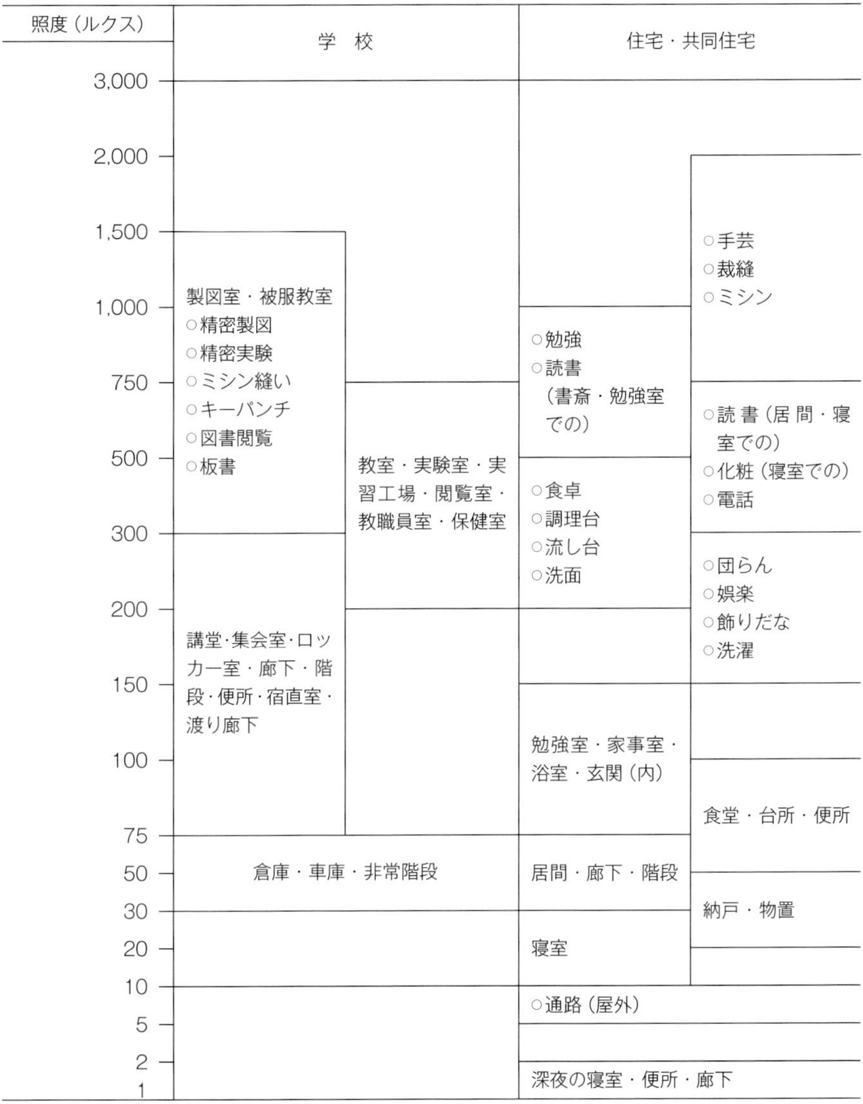

照度（ルクス）	学校	住宅・共同住宅
3,000		
2,000		
1,500	製図室・被服教室 ○精密製図 ○精密実験 ○ミシン縫い ○キーパンチ ○図書閲覧 ○板書	○手芸 ○裁縫 ○ミシン
1,000		
750		○勉強 ○読書 （書斎・勉強室での）
500	教室・実験室・実習工場・閲覧室・教職員室・保健室	○読書（居間・寝室での） ○化粧（寝室での） ○電話
300		○食卓 ○調理台 ○流し台 ○洗面
200	講堂・集会室・ロッカー室・廊下・階段・便所・宿直室・渡り廊下	○団らん ○娯楽 ○飾りだな ○洗濯
150		
100		勉強室・家事室・浴室・玄関（内）
75		食堂・台所・便所
50	倉庫・車庫・非常階段	居間・廊下・階段
30		納戸・物置
20		寝室
10		
5		○通路（屋外）
2		
1		深夜の寝室・便所・廊下

図 2-3　照度基準（JIS Z 9110-1978 より）

注：○印は局部照明によってこの照度を得てもよい．この場合の全般照明の照度は局部照明による照度の 1/10 以上あることが望ましい．

せ，外部の自然気候に対し微気候とよばれる．室内の暖房方法は局所暖房または採暖（コタツ，火鉢など）と中央暖房（温気，温水，蒸気，パネル暖房など）に区分される．温気暖房や蒸気暖房は大規模な建物に適している．熱源を地域の1個所に設置し，そこから各家庭にパイプなどにより暖房を供給する地域暖房もある．

　事務所ビルなどの建物は，利用される時間帯も利用する人々も多様である．こうした建物では窓なども閉じたままの状態である場合が多く，温・湿度，換気などを制御する中央管理方式の所が多い．延べ床面積が 3,000m^2 以上の百貨店，学校，旅館，集会所などの建物は，特定建築物として「建築物における衛生的環境の確保に関する法律」（略称，建築物衛生法）によって，温熱条件，空気質，照明，給排水，ねずみ族・昆虫の防除などの環境衛生に関する規定が設けられており（付表1），国家資格のある建築物環境衛生管理技術者によって管理が行なわれる．

2．衣服の衛生

（1）衣服の機能

　衣服の果たす役割は，装飾や礼儀などの社会的役割と人間の生理的要求の満足，疾病予防，災害防止などの生理衛生的役割とに大別される．後者の生理衛生的役割の目的，作用は体温調節，身体保護，清潔保持，作業能率増進に区別され，これらの目的，作用にはおのおの衣服材料のもつ諸性質との間に密接な関係がある（表2-2）．

　衣服材料内部に空気を含む性質，すなわち含気性は衣服の保温性に関係し，含気量が多いほど保温性は大きい．羊毛でつくられた衣服の保温性が大きいのは，含気量に関係が深い．繊維の湿潤性（吸湿性および吸水性）が高いと，水分を含みやすく，水は熱伝導度が高いので，水分を多く含む繊維は熱伝導率が高くなり放熱が進む．空気の熱伝導度は 0.000056kcal／cm・秒・℃と小さく，空気の熱伝導度を1とすると，水の熱伝導度は約25であり，皮革は7，綿は2.4，羊毛は1.6であり，衣服の保温性に関係してくる．

　人の動作や作業などに伴う動きに対し，繊維は伸縮性を示す．衣服の伸縮性が小さいと，動作や関節の動きなどに対し抵抗性を示し，動きにくく作業や運動能率に影響する．逆に伸縮性が大きすぎると緊縛性がなく，筋肉あるいは乳房や臀部などの部位で緊張や防振効果を必要とする場合には不適となる．羊毛やビス

表2−2　衣服の役割と衣服材料の性質

役割	目的：作用	衣服材料性質
社会的役割	装飾，礼儀（精神生活の満足，生活的要求の満足）	
生理衛生的役割	体温調節：衣服気候，発汗，寒さふるえ	保温性，含気性，熱伝導性，吸湿性，圧縮性，通気性
	身体保護：機械的外力，有害光線，化学的有害物質	耐熱・耐火，防水，対化学物質性能
	清潔保持：塵埃，細菌，皮脂	汚染性，抗菌性，帯電性
	作業能率：圧迫，血行，動きやすさ	比重，圧縮性，弾性，伸縮性

コースレーヨンなどの場合には伸縮率は大きく，綿，麻などの植物性繊維の場合には伸縮率が小さい．

　衣服の汚れに帯電性も関係する．静電気を帯びると反対荷電を帯びている空気中の塵などを引きつけ，衣服は汚れやすくなる．運動や摩擦により静電気を帯び帯電性が大きくなり，さらに空気が乾燥状態にあると衣服の帯電性は助長され，衣服が身体にまとわりつき不快となり作業にも支障をきたす．対策として，衣服に導電性繊維を織り込むなどし，帯電性を小さくすることを目的とした繊維も開発されている．

（2）衣服気候

　人間が裸体で体温調節ができるのは気温25，26℃以上の場合である．衣服は外部環境と身体との中間にあって体温調節の面で大きな役割をはたしている．衣服内部で温度，湿度など衣服気候を形成し，身体に最も身近な温熱環境をつくっている．衣服を着て快適と感ずる衣服最内層の衣服気候は，温度31〜33℃，湿度40〜60%，気流10〜40cm／秒とされる．衣服気候は衣服の保温作用や換気作用，蒸発促進作用，そして人体側の反応が総合され形成される．

　衣服の保温性の単位として，クロ値（clo）が用いられる．1cloの衣服は，「気温21℃，湿度50%，風速10cm／秒の環境において，人のエネルギー代謝量が$50kcal/m^2$／時で，暑くも寒くもないと感ずる平均皮膚温33℃を維持できる衣服」と定義されている．物理的な熱抵抗値から換算すると1clo = $0.18℃・m^2・時/kcal$となる．

　図2−4は環境温度と人のエネルギー代謝量から，そのときに必要な衣服の保

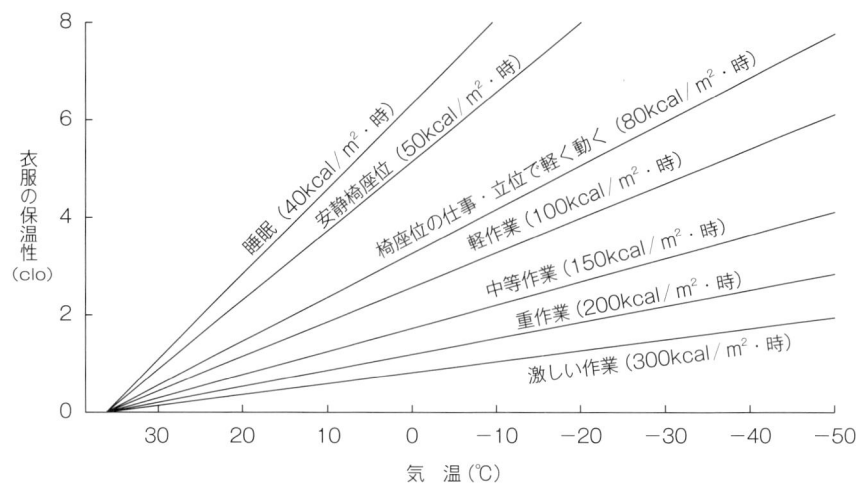

図2-4 衣服の保温性, 環境温度, 人間の活動状態との関係
(田多井吉之介, 田多井恭子：最新被服衛生学. 光生館)

温性を示したものである．重ね着をしても衣服による保温性の増大には限度がある．おおよその着衣の保温性は，背広服で1clo，厚手の防寒衣服で4～5clo，寝袋でも最大で8cloくらいである．衣服内の空気は暖められ上昇し，頸部などの衣服上部の開口部から外に流れ，足部などの下部開口部から入る冷たい空気により置き換わり，衣服内で換気がおこる．これは衣服内部が一種の煙突のような役割をなしているので衣服の煙突効果と言われる．運動時には衣服は皮膚に対し相対的に動きが大きくなり，フイゴのような効果をはたし衣服内の空気の流れを助長することから，衣服のフイゴ作用といわれる．

　衣服のうちでも下着は吸湿性が高く，水分を吸い取り，そして外部への放湿性の大きいことが必要であり，汗などによる蒸発を促進させ，衣服内部での湿潤性を調整する作用が求められる．

(3) 衣服による障害

　衣服による障害を原因別に**表2-3**に示した．物理的原因で問題となる例として，コルセットや和服帯のしめつけによる胸部圧迫により呼吸運動を妨げる場合や，靴や靴下などで四肢の圧迫により血液循環を妨げる場合があげられる．昔，中国の習慣で幼い女子に行なわれた纏足は圧迫による足の発育不全の典型例である．

表2-3 衣服による障害

分類	原因	障害
物理的原因	圧迫, 摩擦	内臓の変形, 血行障害, 呼吸運動障害
	衣服圧	変位
	衣服重量	発育不全, 皮膚挫傷
	厚着	機能低下
化学的原因	化学薬品	刺激性皮膚炎, アレルギー性皮膚炎
	(仕上げ加工剤, 合成洗剤)	発癌性, 中枢神経障害, 肝機能障害
生物的原因	細菌, かび	皮膚病 (皮膚炎など)
	寄生虫, ノミ, シラミ, ダニ	感染症

　繊維材料および衣料の加工処理に多くの化学物質が使われるようになり，アレルギー性皮膚炎や，粘膜の刺激などの訴えがみられ衣服公害といわれる．衣服に関係する接触アレルゲンとして，ホルムアルデヒド，フェノール系化合物，金具金属（ニッケル，コバルト，クロム，水銀）などがある．厚生労働省は「家庭用品の規制に関する法律施行規則」により樹脂加工剤であるホルムアルデヒドや，柔軟加工剤，防虫加工剤，防炎加工剤，防菌・防かび剤に対し規制を行なっている（付表3）．

　汚れた衣服にはそれらを栄養素とする微生物が繁殖しやすい．汗や水分により皮膚が浸軟されると，そこに真菌が増殖し，水虫，インキンタムシ，ゼニタムシ，クロナマズなどに罹患しやすくなる．また，汗はバクテリアの作用により分解されアンモニアが発生し，悪臭の原因となりやすい．

<コラム：クール・ビズと衣服の役割>
　衣服による省エネルギー対策として，政府主導により省エネルックがすすめられ，男性用には半袖の背広，上衣の普及が図られたこともあった．衣服の役割は大きくは装飾や礼儀など社会的役割と人間の生理的要求を満足させ，病気の予防や事故防止などの生理衛生的役割になる．礼装は冠婚葬祭などの儀礼や改まった席，場面で着用する衣服であるが，普段着についても時（Time），場所（Place），場合（Occasion），即ちTPOにあわせての衣服の着用が求められ，常識的に社会に容認される必要がある．
　礼儀には人の付き合いとして，その場に相応しい衣服を着用し，精神的な満足や社会生活の要求を満たすものである．水着の着用は夏の海辺では相応しいが，街中や職

場での水着は似つかわしくない．英国やカナダなど北国では，夏でも普通には冷房は不要であるが，熱波などの時には暑さ対策が欲しい事態も生じる．以前，熱波時にカナダで暑さ対策を求め職場において水着姿で就業してのデモンストレーションに関する記事が報道された．

　暑いときには生理的要求，仕事の効率面からも薄着の夏服となる．女性はスカート，男性はズボン，銀行などのサラリーマンは背広にネクタイの着用が一般的である．近年は温暖化抑制への国家的取り組みの一環として，環境省では夏のオフィスの冷房温度を28℃程度にすることを呼びかけ，28℃の冷房でも涼しく効率的に働くことが出来るような「夏の軽装」を「COOL BIZ：クール・ビズ」と名付け推進し，政治家などの間でもノーネクタイが広まり，一般社会にも普及している．

　ノーネクタイにより頸部のネクタイによる締め付けがなくなり，衣服内の空気の流れが促され，足元から躯幹部，そして胸部，頸部の皮膚からの水分の蒸散，放熱が促されかなりの冷却効果が認められる．夏のノーネクタイが一般化し社会的には容認されてはいるが，儀礼や礼儀として似つかわしくない場合もみられる．ネクタイにはループタイもあり首周りが楽であることから夏に相応しいネクタイとも言える．逆に冬季にはネクタイに厚手の冬服の着用は，衣服に暖かい空気を溜め込み保温性を高め，建築物衛生法での室温基準の下限である気温17℃の状態においても快適に過ごせる「ウォーム・ビズ」ともなり，省エネルギー対策として有効と考えられる．（田中正敏）

3．ねずみ族・昆虫の駆除

（1）ネズミの害と駆除

　わが国には約15種類のネズミが生息しており，亜種を入れると30種に及ぶ．しかし，人間の生活圏に接触するものは，家ネズミではドブネズミ，クマネズミ，ハツカネズミ，野ネズミではハタネズミ，アカネズミなどがあげられる．

1）ネズミの害

　ネズミは種々の伝染病を媒介するほか，農産物被害を与え，衣類，家具，電線などに対する食害もしばしばひき起こされる．また，繁殖期には家屋内に営巣するためにダニやノミの被害が出る（表4-9参照）．

2）ネズミの駆除

　①環境的駆除(防鼠)：ネズミの侵入を防ぎ食品の管理に万全を期すことによって，ネズミに食と住を与えないようにするのが原則である．すなわち，ネズミの生息に不適な環境をつくり出すことである．

表2-4 殺鼠剤と使用基準量（伝染病予防法施行規則より）

製剤名	基準数量
黄燐製剤	毒えさ1個（約1g）につき黄燐として0.02g
亜ヒ酸製剤	毒えさ1個（約1g）につき亜ヒ酸として0.03g
アンツー	毒えさ1個（約1g）につき0.07g
クマリン系製剤	0.025〜0.1％のえさとして5日以上連用させる
ノルボルマイド製剤	毒えさ（約1g）につき0.005gから0.01gまで
カイソウ配糖体を含む製剤	毒えさ（約1g）につきシリロシドとして0.0003gから0.014gまで

②**捕鼠法**：トラップを仕掛けて捕獲する方法である．形の異なる数種のトラップがあるので，仕掛ける場所やネズミの種類によって適当なものを選択する．広範囲に集中的に行なうと効果的とされているが，捕鼠率は概して低い．

③**殺鼠法**：速効性の殺鼠剤として，黄燐製剤，アンツー，亜ヒ酸製剤があり，遅効性殺鼠剤としてクマリン系製剤がある．クマリン系製剤は5日以上の連用で初めて効果の出る出血毒で，ネズミに警戒心を与えないので有効である．このほかに，倉庫や船舶で用いられる毒性の強いくん煙剤もある．伝染病予防法施行規則による殺鼠剤とその使用基準量を表2-4に示す．

（2）衛生害虫とその対策
1）衛生害虫による害
ハエ，カ，ダニ，ノミ，シラミなどによる伝染病の媒介には，昆虫の肢体に病原体を付着させて機械的に媒介する場合（主として消化器系伝染病）と，病原体の生活環境と生物学的に因果関係がある生物学的媒介（ベクター）に区別される．

2）衛生害虫の駆除
衛生害虫の駆除は，各害虫の生態系に合わせた方法を選択するのが原則であるが，住環境の整備によって発生場所を除去することが先決となる．

①**物理的駆除法**：はえたたき，誘蛾灯，高圧トラップなどで捕殺する．

②**生物学的駆除**：天敵（鳥，魚，食中昆虫など）を利用して駆除を図る．実際的には効果は少ない．

③**化学的駆除法**：従来用いられていた殺虫力の強い塩素系の殺虫剤は，残留性が高く環境汚染につながるおそれがあり，1970（昭和45）年以降使用が禁止された．現在では，有機燐系の殺虫剤が主力となっているが，毒性は弱いが速効性のあるピレスロイド剤が見直されている．

3章 環境破壊
～拡大する汚染～

1. 廃棄物処理

廃棄物は，一般廃棄物（ゴミ，くみ取りし尿）と，産業廃棄物（燃えがら，汚泥，廃油，廃酸，廃アルカリ，廃プラスチック類，その他14種の合計20種類）に大別される．

わが国における廃棄物の発生量は年々増加している．廃棄物の適正処理を推進するためには，最終処分場の確保，不法投棄の防止，原状回復が急務である．このため廃棄物の減量化・再生の推進，不法投棄の防止，原状回復を骨子とする廃棄物の処理および清掃に関する法律が平成9年6月に改正された．また近年大きな社会問題になっているダイオキシンに関する各種規制が強化された．

(1) 一般廃棄物
1) ごみ処理

ごみ処理は市町村が処理責任を有しているが，できるだけ資源化・再利用を図り，残りを焼却・埋立てなどで衛生的に処理する方法が基本となっている．ごみ排出量と処理量の推移を表3-1に示す．

①ごみ排出量

平成16年度のごみ排出量は年間5,059万トン（東京ドーム136杯分）であり，前年度比2.0%減となっている．また，1人1日あたりの排出量は1,086g/人・日（前年度は1,106g/人・日）となっている．

②ごみ処理の状況

ごみの処理方法は，直接焼却，資源化などの中間処理，直接資源化，直接最終処分に大別できる．市町村が収集したごみ処理のうち，焼却処理の割合は16年度77.5%（前年度78.1%）と減少している．直接最終処分は16年度3.5%（同3.6%）

表3-1 ごみ排出量と処理量の推移

		平成14年度（'02）	15（'03）	16（'04）
総人口	（千人）	127,299	127,507	127,606
計画処理区域内人口	（千人）	127,299	127,507	127,606
ごみ排出量総数	（千トン/年）	51,610	51,607	50,587
計画収集量	（千トン/年）	46,202	46,044	45,114
直接搬入量	（千トン/年）	5,190	5,398	5,343
自家処理量	（千トン/年）	218	165	130
1人1日当たりごみ排出量	（g/人・日）	1,111	1,106	1,086
集団回収量	（千トン/年）	2,807	2,829	2,919
ごみ処理量総数	（千トン/年）	51,445	51,538	50,513
直接焼却	（千トン/年）	40,313	40,237	39,142
直接埋立	（千トン/年）	2,227	1,863	1,774
高速堆肥化	（千トン/年）	66	71	66
粗大ごみ処理施設	（千トン/年）	2,741	2,758	2,765
資源化等を行う施設	（千トン/年）	3,205	3,562	3,573
その他	（千トン/年）	2,893	3,047	3,193
中間処理に伴う資源化量	（千トン/年）	3,503	4,056	4,154
最終処分量	（千トン/年）	9,030	8,452	8,093

注：1）一部市町村では総人口と計画処理区域内人口に外国人人口を含む．
　　2）1人1日当たりごみ排出量＝排出量合計/計画処理区域内人口
　　3）集団回収量とは，市町村による用具の貸し出し，補助金の交付等で市町村登録された住民団体によって回収された量をいう．
　　4）中間処理に伴う資源化量は，資源ごみ，粗大ごみ等を処理した後，鉄，アルミ等を回収し資源化した量である．
（環境省：廃棄物・リサイクル対策部調べ）

と年々低下しており，処分量で見ても16年度177万トン（同186万トン）と減少しており，資源化の促進が図られている．

2）資源化の状況

中間処理に伴う資源化量は，16年度415万トン/年（前年度406万トン/年），リサイクル率17.6%（同16.8%）で，資源化量，リサイクル率とも増加傾向にある．直接資源化量は16年度233万トン/年，集団回収による資源回収量は16年度292万トン/年と，ともに前年より増加している．

3）し尿処理

①水洗化の状況

平成16年度の水洗化人口は1億1,239万人，総人口の88.1%（前年度87.1%）で

表3-2 水洗化人口とし尿処理の推移

		平成14年度('02)	15('03)	16('04)
総人口	(千人)	127,299	127,507	127,606
計画処理区域内人口	(千人)	127,299	127,507	127,606
水洗化人口	(千人)	109,475	111,052	112,390
公共下水道	(千人)	76,004	78,174	80,061
浄化槽	(千人)	33,471	32,879	32,330
		(12,280)	(12,922)	(13,173)
非水洗化人口	(千人)	17,824	16,455	15,215
計画処理区域内のくみ取りし尿総量	(千kℓ/年)	31,851 (100.0%)	28,827 (100.0%)	27,422 (100.0%)
計画処理量		31,512 (98.9)	28,531 (99.0)	27,165 (99.1)
し尿処理施設		28,795 (90.4)	26,187 (90.8)	25,013 (91.2)
下水道投入		1,513 (4.7)	1,377 (4.8)	1,293 (4.7)
農地還元		63 (0.2)	60 (0.2)	59 (0.2)
海洋投入		1,082 (3.4)	842 (2.9)	748 (2.7)
その他		59 (0.2)	65 (0.2)	53 (0.2)
自家処理量		340 (1.1)	296 (1.0)	257 (0.9)

注：1) 一部市町村では総人口と計画処理区域内人口に外国人人口を含む．
　　2) 浄化槽人口のうち（ ）の数字は合併浄化槽とコミュニティ・プラント人口である．
　　3) 各処理量ともくみ取りし尿量と浄化槽汚泥量の合計である．
（環境省：廃棄物・リサイクル対策部調べ）

あり，内訳は浄化槽人口が3,233万人（総人口の25.3%），下水道人口が8,006万人（同62.7%）であった．非水洗化人口は1,522万人で，水洗化の進展とともに今後減少してゆくと予想される．し尿処理の現状を表3-2に示す．

②浄化槽の設置状況

浄化槽設置数は平成16年度約863万基であり，内訳は単独処理浄化槽が約630万基，合併処理浄化槽が約233万基である．

水洗化されていない場合は汲取りが行なわれており，下水道投入，し尿処理施設，海洋投棄，農村還元や肥料化などによって処理されている．

水洗化率は高いが，今なおかなりの人々が汲取り便所を使用している．また，浄化槽による水洗化がかなりの部分を占めており，これらの施設の適正な保守点検が水質保全の観点から重要となる〔浄化槽法（昭和58年公布，昭和60年施行）〕．

表3-3　主な産業廃棄物の排出量(2004年)

	排出量(千トン/年)	割合(%)
総数	417,156	100.0
燃え殻	1,935	0.5
汚泥	188,306	45.1
廃油	3,310	0.8
廃酸	2,738	0.7
廃アルカリ	2,039	0.5
廃プラスチック類	5,939	1.4
紙くず	1,756	0.4
木くず	5,959	1.4
繊維くず	75	0.0
動植物性残渣	3,393	0.8
動物系固形不要物	119	0.0
ゴムくず	47	0.0
金属くず	10,039	2.4
ガラスくず，コンクリートくず及び陶磁器くず	5,473	1.3
鉱さい	21,192	5.1
がれき類	62,497	15.0
動物のふん尿	87,686	21.0
動物の死体	186	0.0
ばいじん	14,466	3.5

(環境省：廃棄物・リサイクル対策部調べ)

　汲取りし尿の8割はし尿処理施設と下水処理場で衛生的に処理される．海洋投棄や農村還元は年々減少している．

③し尿処理施設

　し尿処理施設における処理法を次に示す．

・消化槽による処理：密閉された消化槽内において，嫌気性菌の作用によってし尿中の有機物は無機物に分解され，CH_4，CO_2，H_2，NH_3，H_2Sなどのガスと消化汚泥および脱離液に分解される．脱離液は希釈し，好気的な生物処理ののちに放流される．ガスは消化槽の加温用燃料として利用され，汚泥は乾燥し，肥料などに利用される．

・化学的処理：生し尿に硫酸鉄や石灰などの凝集剤を加えることによって固形物を沈殿させ，上澄液と汚泥を短時間で分離させる．消化槽に比べて安価で建設できるが，維持管理には高度の技術と高い費用を要する．観光地などのように

一時的な人口流入がみられる地域においては有効な処理といえる．

(2) 産業廃棄物

産業廃棄物に対して明確な法的規制がなされたのは，「廃棄物の処理及び清掃に関する法律」においてであり，その処理は排出事業者の責務として，自ら処理するか処理業者に委託して行なわなくてはならない．

産業廃棄物の排出状況を表3-3に示す．2003年度の排出量に比べて約600万トン増えている．排出量が最も多いのは汚泥（45.1%）であり，次いで，動物のふん尿（21.0%），がれき類（15.0%）となっており，この3種で全体の81.1%を占めている．

産業廃棄物は総排出量の22%が直接再生利用されており，中間処理量は75%で，直接最終処分量は3%にまで減少している．放射性廃液については一定の許容濃度以下にして一般環境に排出してもよいことになっているが許容濃度を超えるものについては施設内において保管するよう規定されている．

平成17年4月現在，全国の産業廃棄物処理業者数は，257,514業者，法に定められている産業廃棄物処理施設は23,091施設である．

2．公害について

(1) 公害の概念

公害という言葉は，public nuisance の訳語であり，人間による環境汚染の健康，環境への被害の総称である．公害対策基本法による法律上の定義は「事業活動，その他の人の活動に伴って生ずる相当範囲にわたる大気の汚染，水質の汚濁，土壌の汚染，騒音，振動，地盤の沈下（鉱物の採掘によるものは除く）および悪臭によって，人の健康または環境（人の生活に密接な関係のある財産，動植物およびその生育環境を含む）に係わる被害が生ずること」となっており，これを典型7公害という．

(2) 公害の歴史

世界の公害の歴史では，1200年代，燃料として材木より石炭を使用したことによるロンドンの大気汚染が有名である．わが国では，1880（明治13）年足尾鉱山の鉱害から始まるが，公害問題が本格的になったのは，1955（昭和30）年ごろよりの産業の発展に伴ってである．その要因としては，①国土の狭さ，②経済発展の優先，③特定地域への企業，人口の集中，④安全性を検討しない急速な技術

革新の導入（エネルギー源の石炭から石油への転換），⑤社会環境整備の遅れ（下水道，廃棄物処理），⑥法的規制の遅れ，があげられる．公害発生の機序，おもなエピソードを図 3-1，表 3-4 に示す．

（3）公害の現状

公害の現状を公害に関する苦情件数でみると，1972（昭和 47）年には 87,764 件，2006（平成 18）年には 97,713 件であり増加傾向にある．典型 7 公害で最も苦情の多いのは大気汚染（36.8%），次いで騒音（24.8%），悪臭（20.3%）である．典型 7 公害以外の苦情は 30,298 件で，最も多いのは廃棄物投棄（49.7%）である．

（4）公害の健康影響

公害による健康障害は，①身体的影響，②精神・心理的影響，③遺伝，催奇形性影響に分けられる．通常公害による健康障害は環境変化に対して，代償力により無理に適応しようとしている状況であり，代償力が限界に達すると公害病として認定されるようなはっきりした臨床病状を呈するに至る．水俣病，新潟水俣病，イタイイタイ病，四日市喘息は四大公害訴訟（裁判）といわれ，いずれも原告の勝訴となっている．

（5）わが国の公害行政

公害行政を総合的に推進するため 1967（昭和 42）年に公害対策基本法を制定し，続いて 1971（昭和 46）年環境庁を発足させている．公害対策基本法では，①公害の範囲，②公害防止のための事業者，地方公共団体，住民の責務，③環境基準の制定，排出に関する規制，土地利用および施設設置の規制，公害防止のための施設整備，監視，測定，検査体制の整備，④公害防止事業費用などが規定されている．公害防止に関連する法律には大気汚染防止法，水質汚濁防止法，騒音規制法，悪臭防止法など多くの法律がある．公害被害者の救済に関して 1973（昭和 48）年公害健康被害補償法が制定されている（表 3-5）．大気汚染による被害は，指定地域に居住し，曝露条件を満たした指定疾患について認定される．認定は地域の公害健康被害認定審査会の審査を経て知事または市長が行なう．

補償給付には，①療養の給付および療養費，②障害補償費，③遺族補償費，④遺族補償一時金，⑤児童補償手当，⑥療養手当，⑦葬祭料が含まれる．しかし 1987（昭和 62）年，法の改正により公害健康被害の補償等に関する法律が制定され，大気汚染に関しては汚染状況が改善されたとの理由で 1988（昭和 63）年以降，第 1 種地域の全面解除，患者の新規認定は行なわないことなどが定められている．

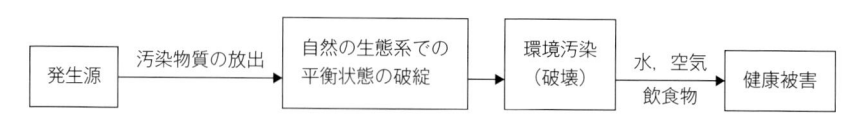

```
┌─────┐ 汚染物質の放出 ┌──────────┐    ┌──────┐ 水，空気 ┌──────┐
│発生源│─────────────→│自然の生態系での│──→│環境汚染│────────→│健康被害│
└─────┘              │平衡状態の破綻 │    │（破壊）│ 飲食物  └──────┘
                     └──────────┘    └──────┘
```

(固定汚染源：工場，家庭)   (大気汚染)(食物連鎖)
(移動汚染源：自動車，船)   (水質汚濁)(生物濃縮)

図 3-1 公害発生の機序

表 3-4 公害のエピソード

	年	事件名	原因	被害
大気汚染	1930 （ベルギー）	ミューズ渓谷事件	工場排ガス （硫黄酸化物など）	呼吸器疾患多発 60人死亡
	1948 （米国）	ドノラ事件	工場排ガス （硫黄酸化物など）	人口14,000人中43％に呼吸器症状，20人死亡
	1950 （メキシコ）	ポザ・リカ事件	工場事故による硫化水素のもれ	人口22,000人中1.5％に呼吸器症状，22人死亡
	1952 （イギリス）	ロンドン事件	家庭の石炭燃焼 （硫黄酸化物，ばい塵）	2週間で4,000人の過剰死亡（呼吸器，心疾患が主）
	1954 （日本）	横浜喘息	工業大気汚染物質	気管支喘息様発作 アメリカ人に多発
	1955 （米国）	ロサンゼルス事件	自動車排ガスによる光化学スモッグ	眼，咽頭の刺激症状 過剰死亡あり
	1960 （日本）	四日市喘息	石油コンビナートよりの排ガス（硫黄酸化物）	閉塞性呼吸器疾患の多発（住民の3％）
	1970 （日本）	立正高校事件	光化学オキシダント	眼，咽頭の刺激症状，胸痛，45人入院
水質汚染	1968 （日本）	イタイイタイ病	鉱山廃水中のカドミウム	骨軟化，腎障害（ファンコニー症候群） 認定患者191人 （2007年現在）
	1956 （日本）	水俣病	工場廃液中のメチル水銀	中枢神経障害（ハンター・ラッセル症候群） 認定患者2,266人 （2007年現在）
	1965 （日本）	新潟水俣病	同上	同上 認定患者692人 （2007年現在）
複合汚染	1971 （日本）	慢性ヒ素中毒症	ヒ素（亜ヒ酸）	黒皮症，多発性神経炎，肝機能障害認定患者192人 （2007年現在）

表3-5 公害健康被害補償法による指定疾病

地域	疾病名	指定地域
旧第一種地域〔非特異的疾患〕	慢性気管支炎 気管支喘息 喘息性気管支炎 肺気腫 これらの続発性	千葉市南部臨海地域，東京都（23区部中，世田谷，杉並，中野，練馬を除く19区）など全国の大気汚染指定地域
第二種地域〔特異的疾患〕	水俣病 イタイイタイ病 慢性ヒ素中毒症	水俣湾沿岸地域，新潟県阿賀野川下流地域 富山県神通川下流地域 島根県笹ケ谷地区，宮崎県土呂久地区

3．環境悪化の要因

（1）大気汚染
1）概念

大気汚染とは，戸外の大気中に人工的にもたらされた汚染物質が存在し，その量，濃度，持続時間が，かなり多数の住民に不快感をひき起こしたり，広い領域にわたって公衆衛生上の危害や，人間，動物の生活を妨害するようになっている状態（WHOの定義）をいう．

2）汚染物質

一次性汚染物質（発生源から直接大気に排出されるガスや粉じん）と二次性汚染物質（大気中に排出された汚染物質が空気中で化学反応を起こして形成したもの：オゾン，アルデヒド，ケトン，PAN，硫酸ミストなど）に分けられる．おもな汚染物質を表3-6に示す．

3）大気汚染の人体影響

汚染物質の単独または複合的作用により人体影響を生ずる．

①呼吸器疾患の罹患率，有病率，死亡率の増加：大気汚染による代表的影響は慢性閉塞性呼吸器疾患で，このおもなものは慢性気管支炎，気管支喘息，肺気腫，喘息性気管支炎である．その他，じん肺，肺癌，鼻咽頭疾患などがある．急性曝露影響としては欧米のエピソード，慢性曝露影響としては四日市喘息，横浜喘息がある（表3-4）．大気汚染の特徴により大気汚染を酸化型大気汚染（ロサンゼルス型，白いスモッグ）と還元型大気汚染（ロンドン型，黒いスモッグ）に大別することがある（表3-7）．

表3-6　おもな大気汚染物質

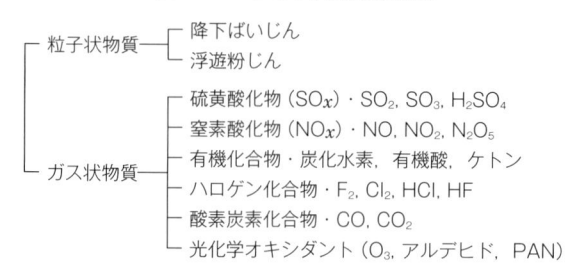

```
          ┌ 粒子状物質 ┬ 降下ばいじん
          │           └ 浮遊粉じん
          │         ┌ 硫黄酸化物（SO_x）・SO_2, SO_3, H_2SO_4
          │         ├ 窒素酸化物（NO_x）・NO, NO_2, N_2O_5
          └ ガス状物質 ├ 有機化合物・炭化水素，有機酸，ケトン
                      ├ ハロゲン化合物・F_2, Cl_2, HCl, HF
                      ├ 酸素炭素化合物・CO, CO_2
                      └ 光化学オキシダント（O_3, アルデヒド，PAN）
```

表3-7　ロンドン型とロサンゼルス型大気汚染

	ロンドン型 （還元型）	ロサンゼルス型 （酸化型）
おもな燃料	石炭，石油	石油
おもな汚染物	SO_x, 粒子状物質	オキシダント
発生時	12月，1月 早朝	8月，9月 日中
人体影響	呼吸器系の刺激	眼，咽頭粘膜の刺激

②**潜在性疾患，慢性疾患の増悪**：呼吸器疾患，心疾患患者の症状の増悪がみられる．

③**生体機能の低下**：気道抵抗の増加，一酸化炭素による心機能への影響などが生ずる．

④**感覚器刺激症状**：オキシダント，粉じんによる眼，咽喉，気道の粘膜刺激症状が知られている．

⑤**その他**：太陽光線遮断によるクル病，オゾン層攪乱による紫外線量増大と皮膚癌，生活環境の悪化と精神的抑うつなどが生ずる．

4）大気汚染の現状

おもな大気汚染物質である二酸化硫黄濃度，二酸化窒素濃度の推移を図3-2に示す．

5）対策

①**環境基準の制定**：おもな大気汚染物質について付表4のような環境基準が設定されている．

②**固定発生源対策**：ばい煙（硫黄酸化物，ばいじんおよび窒素酸化物などの有

(ppm) a) 二酸化硫黄濃度の年平均値の推移

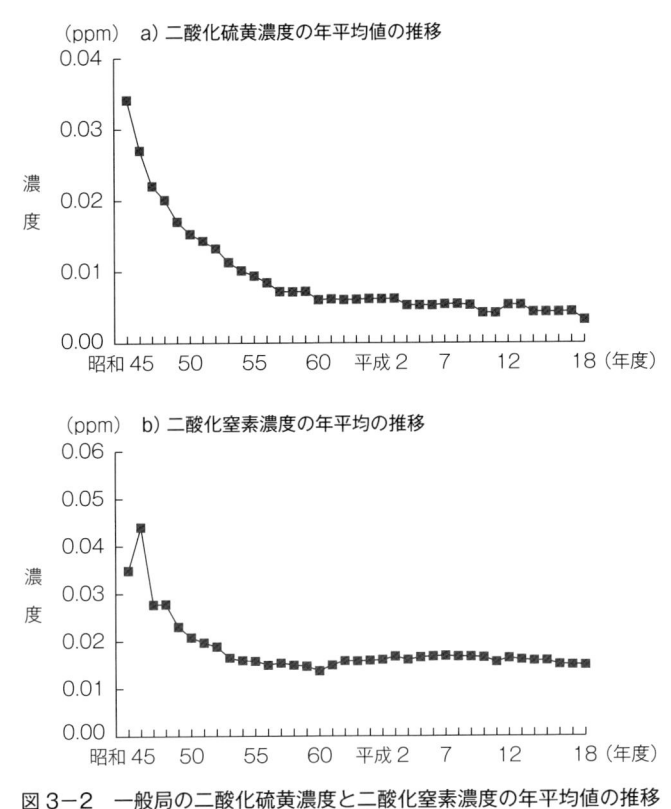

図3-2 一般局の二酸化硫黄濃度と二酸化窒素濃度の年平均値の推移
（環境省：平成20年版環境・循環型社会白書より引用改変）

害物質）については排出基準を設定している．一定地域では硫黄酸化物，窒素酸化物の総量規制を実施している．発生源対策として，燃料の低硫黄化，重油の脱硫，排煙の脱硫，脱硝，低 NO_x 燃焼技術開発などが行なわれている．

③移動発生源対策：一酸化炭素，炭化水素，窒素酸化物，粒子状物質（ディーゼル黒煙）の許容限度の強化，交通対策が行なわれている．

(2) 水質汚濁

人の行為によって生じた物質が水域の生態系で処理する限度をこえて存在し，人の健康，生活，産業に不利益を生じる状態を水質汚濁という．水質汚濁の原因，物質，影響を表3-8に示した．

表3-8 水質汚濁の原因,物質,指標

原　因	汚濁物質	汚濁現象	水質指標	影　響
①工場廃水 ②畜産廃水 ③家庭廃水 ④都市下水	①物理的 　熱（火力，原子力発電） ②化学的 　溶存無機物（農薬，金属） 　溶存有機物（パルプ，でんぷん，し尿） 　放射性物質 ③生物的 　病原微生物 　プランクトン	①情緒的 　不快感，悪臭 ②物理的 　着色，濁り，発泡，浮遊物 ③生物的 　赤潮，藻類の異常発生	①有機性汚濁 　BOD, COD, TOC 　（全有機性炭素） ②富栄養化 　窒素の総量（硝酸性，亜硝酸性，アンモニア性窒素，アミノ酸，蛋白質の有機性窒素） 　燐酸性燐 ③有害物質 ④病原生物 　一般細菌，大腸菌	①健康 ②上水道 ③水産 ④工業 ⑤農業 ⑥生活環境

1）健康障害

病原微生物による水系伝染病と有害物質溶存による中毒性疾患がある．

①**水俣病**：1956（昭和31）年ごろから熊本県水俣市を中心に八代海沿岸で，また1965（昭和40）年ごろより新潟県阿賀野川流域で発生した中毒性中枢神経系の疾患である．原因は工場廃水に含まれて排出されたメチル水銀が食物連鎖により魚介類に濃縮，蓄積され，この汚染された魚介類を長期間摂取したことによる．主症状は，求心性視野狭窄，知覚障害，共同運動失調，構音障害，難聴，振戦（ハンター・ラッセル症候群）である．また，知能発育障害，言語発育障害，小脳症状，流涎などの脳性小児麻痺と同様の症状を呈する子どもが多発した（胎児性水俣病）．これは胎盤を通過したメチル水銀が胎児に作用したことによる．2007（平成19）年12月末時点で，認定患者は水俣湾周辺で2,266人，阿賀野川流域で692人である．

②**イタイイタイ病**：大正年間から第二次世界大戦後にかけて富山県神通川流域で多発した激痛を伴う骨疾患である．カドミウムによる慢性中毒で，上流の鉱山排水に含まれたカドミウムが米，野菜，水を通して摂取され，腎尿細管障害を起こし，カルシウムの不均衡をきたし，骨軟化症を生じたものである．その際，妊娠，授乳，更年期による内分泌の失調などが発病誘因となる．検査所見は，骨改変層，尿中低分子量蛋白質（β_2-ミクログロブリンなど），アミノ酸，糖の増加が特徴

表 3-9　生活環境にかかわる水質の環境基準の項目

河　川	湖　沼	海　域
水素イオン濃度（pH） 生物化学的酸素要求量（BOD） 浮遊物質量（SS） 溶存酸素量（DO） 大腸菌群数	水素イオン濃度（pH） 化学的酸素要求量（COD） 浮遊物質量（SS） 溶存酸素量（DO） 大腸菌群数 全窒素 全　燐 全亜鉛	水素イオン濃度（pH） 化学的酸素要求量（COD） ― 溶存酸素量（DO） 大腸菌群数 n-ヘキサン 抽出物質（油分など）

的で，ファンコニー症候群に合致する病像である．認定患者は2007年3月時点で191人である．

　③**慢性ヒ素中毒**：宮崎県土呂久，島根県笹ヶ谷鉱山周辺の亜ヒ酸鉱山の焙焼による亜ヒ酸の飛散，水質汚濁により，地域住民に皮膚の色素沈着，角化，末梢神経障害などがみられ，公害病に認定されている．生存している認定患者は2007年3月末時点で，土呂久171人，笹ヶ谷21人である．

2）水質汚濁の現状と対策

　①**環境基準と排水基準の設定**：付表2，付表5に示す環境基準が設定されている．健康項目にかかわる環境基準の不適合率は，2005年0.88%で長期的にはかなり改善されている．生活環境項目（表3-9）では，BOD，CODでみると環境基準達成水域は83.4%（河川87.6%，湖沼53.4%，海域76.0%）であり，顕著な改善はない．排水基準は健康の保護，環境の保全のための基準を満たすように各項目について設定されている．

　②**汚濁負荷量減少のための技術的対策**：下水道の整備，底泥の浚渫（しゅんせつ），汚水処理技術の開発，工場立地の適正化，水源の総合利用対策などが行なわれている．

（3）地盤沈下

　公害としての地盤沈下は地下水の過剰採取による．地盤沈下により建造物への被害，高潮による被害などを生じる．最近は著しい沈下を示す地域は減少したが，2cm程度の沈下を示す地域は横ばいである．対策として地下水採取の規制と代替水源の確保が重要である．

(4) 悪臭

苦情件数は大気汚染，騒音，に次いで多い．苦情の発生源は，2005年では，野外焼却（23.9%），サービス業・その他（15.9%）が多い．対策として，1972（昭和47）年に悪臭防止法が制定され，悪臭物質の指定（アンモニア，メチルメルカプタン，硫化水素，硫化メチル，二硫化メチル，トリメチルアミン，アセトアルデヒド，スチレン，プロピオン酸，ノルマル酪酸，ノルマル吉草酸，イソ吉草酸），規定基準の設定，測定方法などが定められている．その後，規制物質が追加され2008年では22物質が指定されている．

(5) 土壌汚染

大気の汚染，水質の汚染を介して，有害物が周辺地域の土壌を汚染する．重金属では鉱山からの排水が灌漑水に流入して，水田を汚染することが多い．対策として，2003（平成15）年土壌汚染対策法が制定され，有害物質として，カドミウム，銅，ヒ素など22物質が指定され，汚染土壌の排土，客土，その他汚染防止に必要な措置がなされている．

(6) 農薬汚染

わが国で使用されている農薬は，殺虫剤，殺菌剤，除草剤，殺鼠剤など有効成分にして350種ほどある．有機塩素系農薬（BHC，DDT，ディルドリンなど）は毒性，残留性とも大である．1971年農薬取締法を改正し，残留農薬による食品，環境汚染などを防ぐため農薬の使用規制，登録検査を行なっている．使用禁止農薬は，DDT剤，BHC剤，パラチオン剤，TEPP剤などである．

(7) 近年問題とされている化学物質による環境汚染

1) ポリ塩化ビフェニル（PCB）

「炭素，水素，塩素」よりなる化学物質で塩素の数，位置によりいくつかの異性体がある．安定性がよく，電気を通しにくいという性質のため，コンデンサーや変圧器の絶縁油，複写用のカーボン紙，耐水性の塗料に使用された．1970年（昭和45年）頃に生産量が最も多かったが（年間1万トン以上）1972年（昭和47年）に生産中止となった．

全国的な環境調査の結果，東京湾，琵琶湖などでPCB汚染が判明し，人の母乳中からもPCBが検出されている．魚類からは50～80%検出されている．

人体影響は1968年（昭和43年）に発生したカネミ油症事件の原因物質であり，皮膚，肝障害が知られている．

2) 有機スズ化合物

スズに有機物が結合したものの（RnSnX4-n）の総称であり，トリブチルスズ（TBT）化合物やトリフェニルスズ（TPT）化合物が環境汚染物質として注目されている．これらの有機スズ化合物は藻類，甲殻類に効果があり，その付着を防止するため船底塗料や漁網防染剤として使われてきた．しかし，海水に溶け出すことによる魚介類の汚染が明らかにされ，現在では種類に応じて製造等の規制，船底塗料や漁網防染剤としての使用が自粛されている．一般的に有機スズ化合物は，殺生物活性が強く，殺虫・殺ダニ剤，農薬として用いられる．

3) ダイオキシン（類）

ポリ塩化ジベンゾパラジオキシン（PCDD）とポリ塩化ジベンゾフラン（PCDF）の総称であり，PCDDには75種類，PCDFには135種類の異性体が存在する．毒性の強さはそれぞれ異なるが，中でも2,3,7,8-四塩化ジベンゾパラジオキシン（2,3,7,8-TCDD）は最も毒性が強いため，これ以外のダイオキシンの毒性を2,3,7,8-TCDDの毒性として力価換算してダイオキシンの毒性の評価が行なわれる．ダイオキシンは，非意図的に産生され，その重要な発生源は，ゴミ燃却場，化学工場，紙パルプ製造工場などである．食物，大気，水，土壌中よりダイオキシンは検出されており，日本における平均的曝露量は0.3～3.5pg/kg/day程度と推定されている．

人間への曝露事例としては，米国での工場廃液の環境汚染に伴う事例，工場や研究室の汚染事故，イタリアのセベソにおける工場事故による環境汚染，ベトナム戦争における枯葉剤作戦による影響がある．動物実験では発癌性，生殖毒性，催奇形性，免疫毒性等多岐にわたる毒性を示している．

ダイオキシンは最も強い毒性を有する化学物質とされており，その環境汚染対策は現在重要な課題となっている．

4) 内分泌攪乱化学物質（環境ホルモン）

人間や野生生物の内分泌機能に障害性をもつと疑われる約70種類の化学物質をいう．これにはダイオキシン類，ペンタクロロフェノール（PCP），DDT，有機スズなどが含まれる．野生生物の生殖異常（雄の雌化，生殖機能の低下，孵化率の低下，子の生存率の低下，性ホルモン分泌および活性低下，生殖行動の異常）人間における精子数の減少，不妊，子宮内膜症，子宮癌，卵巣癌，前立腺癌との関連性が疑われている．

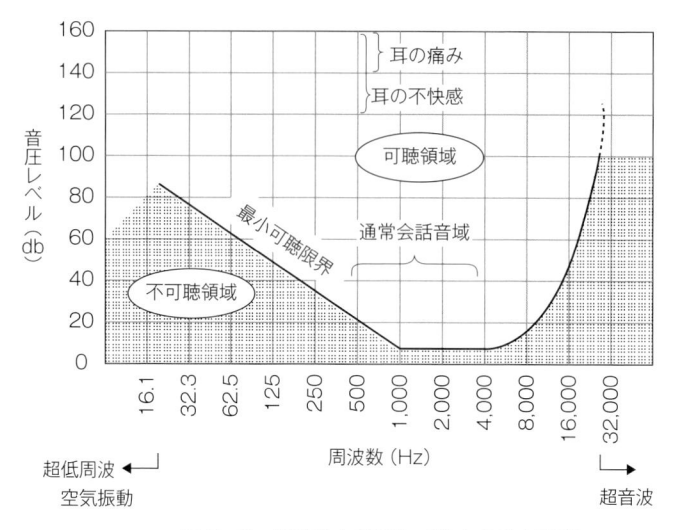

図3-3　周波数と音圧レベルからみた聴野

(8) 騒音
1) 騒音のヒトに対する影響
　ヒトの聴器で聴きとることのできる周波数帯は約20Hzから20kHzであり，20kHz以上の場合を超音波，20Hz以下の場合を超低周波空気振動という．ヒトの聴覚の感度は周波数によって異なり，周波数別の最小可聴限界より強い音圧レベルが可聴領域である（図3-3）．

　ヒトに不快を与える音を騒音といい，音の強弱のみでなく心理的要素も加わってくるが，一般には音の大きさで評価し，その測定には騒音計が使われる．騒音計には聴感補正回路が組込まれており，A特性はヒトの耳の感度に近い特性を，また，C特性は音の物理的大きさ，すなわち音圧（圧力振幅）を示すもので，単位はデシベル（dB）で表す（図3-4）．

　騒音の人体への影響は一般に55～59dBで住民の約半数が不快感をいだき，睡眠時には50dBで眠りが浅化する．作業能率は90dBをこえると低下して誤りが増える（表3-10）．生理的機能の異常としては，おもに自律神経系と内分泌系であり，交感神経の緊張による諸症状やアドレナリンの分泌増加をはじめ，さま

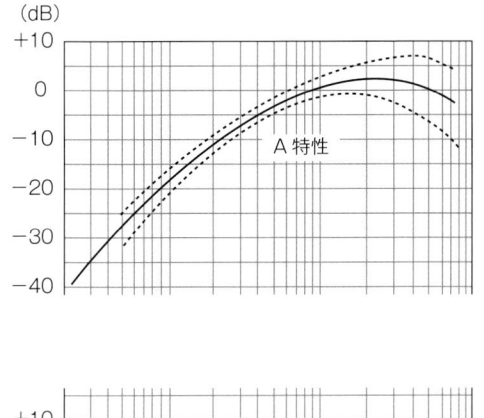

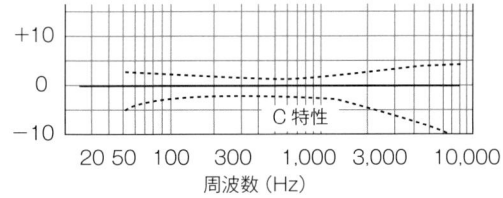

図3-4 騒音計の特性曲線

ざまなホルモンのバランスの異常を呈し,抑うつ,不安,緊張などの訴えや思考力,判断力の鈍化を招くといわれる.また,騒音への長期曝露が続くと聴力障害を引き起こす.

2) 騒音公害

大気,水質,土壌汚染などの環境汚染とともに,生活環境の悪化や,健康に影響を及ぼすものに,騒音,振動,悪臭などがある.特に騒音は,工場・事業場騒音,建設作業騒音,自動車・航空機・鉄道などの交通騒音,営業・家庭生活の近隣騒音などがあり,公害に関する苦情でも最多数を占める.中でも工場・事業場騒音が最も多く,建設作業騒音,営業騒音がこれに次ぐ.平成15年度の苦情件数は15,928件で,前年度に比べ3%増加した.近年の傾向として,深夜営業騒音,拡声器騒音,生活騒音などの近隣騒音が騒音苦情の4分の1を占めている.

3) 騒音対策

騒音対策の基本は法規制の強化と発生源対策および防音対策である.騒音の環境基準は公害対策基本法で規定されており,地域の類型,時間区分ごとの値で示

表3-10 騒音レベルの目安

騒音の感じ	dB(A)	例
	—140—	
耳の疼痛感を覚える	—130—	
	—120—	製缶，鋲打ち作業
	—110—	トンネル内の電車の開いた窓 さく岩ドリルの音（1m）
耳を覆いたくなる	—100—	ガード下の電車通過時 地下鉄の駅通過時
目前の人と話ができない	—90—	騒々しい工場
よほどの声をはりあげないと話ができない	—80—	高架鉄道（車内）
意識的に声を大きくして話す	—70—	雑踏した街，普通の機械工場
うるさい感じだが，普通に会話できる	—60—	忙しい事務室内
ざわざわと，いつでも音が耳について落ちつかない	—50—	事務室，静かな歩行群集内
静かであるが，音からの開放感がない	—40—	耳をすましている聴衆内，声を落とした会話
静かに落ちついた感じ	—30—	放送用スタジオ内，静夜中
シーンとした感じ	—20—	
	—10—	2mからのささやき
	—0—	防音室での最小可聴音

会話に支障が出てくる騒音性難聴は，騒音の音圧レベルが高い，曝露時間が長い，周波数が高いほど起こりやすいので，できるだけ，① 音圧レベルを低くすること，② 騒音曝露時間を短くすること，③ 周波数を低くすることが大切である．

され，付表6のように道路に面する地域とそうでない地域とで別の設定がなされている．航空機騒音や新幹線鉄道騒音についても，その環境基準が定められている．また，騒音規制法で，特定工場や特定建設作業に関する騒音規制基準も定められている．

（9）振動
1）振動のヒトに対する影響

生活環境，産業職場などで体全体がゆれ動く場合を全身振動といい，対象となる振動数は約1～90Hzである．さらに低い振動数で振幅の大きい場合には，乗物酔い，動揺病が発生しやすい．工具などの使用により振動が手腕などから伝達し，身体局所で問題となる振動が局所振動であり，この場合はオクターブバンドの中心振動数で約8～1,000Hzとされる．

振動は人為的な地盤振動が家屋に伝播し，家屋内にいる人が直接振動を感じた

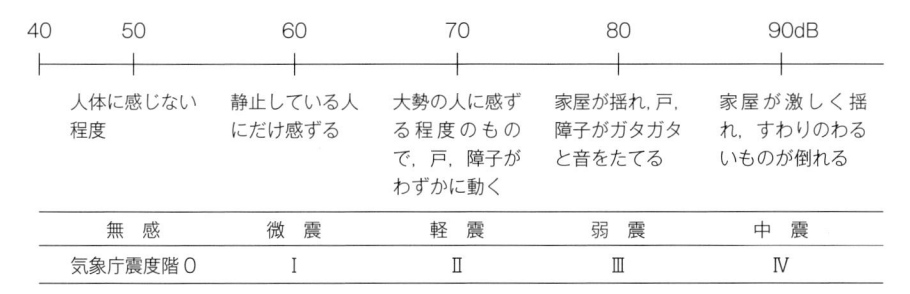

```
 40    50     60      70      80       90dB
 |─────|──────|───────|───────|────────|
人体に感じない  静止している人  大勢の人に感ず  家屋が揺れ,戸,  家屋が激しく揺
程度       にだけ感ずる   る程度のもの   障子がガタガタ   れ,すわりのわる
                    で,戸,障子が   と音をたてる    いものが倒れる
                    わずかに動く
```

無感	微震	軽震	弱震	中震
気象庁震度階 0	I	II	III	IV

図3-5　全身振動のめやす

公害振動の単位：人間の振動の感じ方は，振動の物理的強さがたとえ同じであっても，振動の方向や周波数の違いによって異なる場合が多く，公害振動については，振動の強さを人体に感ずる感覚に近似させて表す振動レベル〔単位：デシベル（dB）〕が用いられる．

表3-11　振動の人体影響

	全身振動	手腕系に伝達する振動
生理学的反応	肺胞内出血,腸出血 胸腹内臓の変位,移動 　　　　熱作用 　　　　疼　痛 心-血管系反応 自律神経系 内分泌系 脊柱の異常 内臓下垂 睡眠への影響	 レイノー現象 自律神経系 内分泌系 骨・関節の異常 末梢神経障害
作業能率	パフォーマンスへの影響 視認力低下 　　　疲　労 アノイアンス	

り，ガラス戸や家財道具が振動して感覚的に不快を覚えさせる．振動の測定にはさまざまな方法があるが，一般には全身振動用の振動レベル計を用いる．この測定レベルは60～120dB（ただし10^{-3}cm/秒^{2}の振動加速度を0dBとする）で周波数1～90Hzの垂直・水平振動とも人体の振動感覚に合わせた計測ができる（図3-5）．振動は人に対する心理的影響のみならず，壁・タイルのひび割れなどの物理的被害をも生ずる．振動にかかわる苦情の90%以上が工場・事業所，建設

工事，交通機関に起因したものである．全体振動は騒音と同じように精神的不快感・不眠など自律神経系や内分泌系への影響が大きい．交通車両のように比較的強い垂直振動では胃下垂などの内臓下垂や骨・関節の変形を生じることもある（表3-11）．また，局所振動では末梢循環障害，骨関節障害，中枢神経障害を起こしやすい．

2）振動対策

振動については振動規制法で，付表7のように特定工場などで発生する振動の基準のほか，特定建設作業や道路交通による振動の規制基準も定められている．振動を防止するには発生源における振動の除去・軽減・伝播防止などの技術的対策と生活環境整備などの行政的対策が基本となる．

4章 感染症
～感染の拡がりと予防～

1．感染症の疫学

（1）感染症成立の要因
1）感染と発病
　感染とは病原体が宿主（ヒトまたは動物）の体内に侵入し，発育または増殖することである．病原体が単に器物や身体の表面に付着しているだけの状態は汚染という．感染症とは感染により発生するすべての疾病を指す．伝染病という言葉は感染症とほぼ同義に用いられているが，ヒトへの伝染という点に重点を置いた表現である．感染症はインフルエンザやマラリアのように人から人へ，あるいは動物から人へ伝染する伝染性感染症と破傷風や敗血症のように伝染しない非伝染性感染症に区分され，このうち伝染性感染症を伝染病と言う．わが国の感染症予防（感染症の予防及び感染症の患者に対する医療に関する法律）は，感染症法（平成19年4月施行）に基づき予防・治療等が実施されている．

　感染は定着，不顕性感染，顕性感染に分類される．定着（転移増殖）とは，病原体が皮膚や粘膜上で常在する程度には増殖しているが，人などの宿主には反応を起こしていない場合で，黄色ブドウ球菌の鼻粘膜での定着などである．不顕性感染は，宿主に抗体産生などの生体反応が起きているが，発病はしていない場合である．顕性感染は明らかな臨床症状が出現する場合である．

　病原体が宿主に侵入してから症状が出現するまでの期間を潜伏期という（表4-1）．潜伏期は感染症の種類によりほぼ一定しているので，診断と予防上の意義が大きい．感染を受けた者のうち発症者の割合も疾病によってほぼ一定しており，感染発症指数または感受性指数とよばれる．麻疹や水痘は感染発症指数が大で不顕性感染は少ない．一方，ポリオや日本脳炎は感染発症指数が小さく不顕性

表4-1 感染発症指数・潜伏期・伝染期間

疾　患	感染発症指数	潜伏期	伝染期間
ポリオ	0.1～1.0%	3～21日	潜伏期後期～発病後10日
日本脳炎	0.1～3.0%	7～20日	蚊による媒介のみ
ジフテリア	5～10%	2～7日	未治療の場合は4週間
A型ウイルス肝炎	5歳未満：5% 成人：35～50%	平均4週間	発病前3週間前～発病初期
猩紅熱	30～40%	2～5日	潜伏期～発病後2週間
風疹	50%	14～21日	発病前1週間～発病後1週間
インフルエンザ	60%	24～72時間	発病後3日以内
流行性耳下腺炎	60～70%	14～24日	発病前6日～発病後9日
百日咳	85～90%	通常7日以内	カタル期～発病後約3週間
水痘	95%	2～3週間	水泡出現前2日～出現後6日
痘瘡	95%以上	7～16日	初期症状から落屑消失まで
麻疹	99%	14日	前駆期～発疹出現後5日
狂犬病	100%	2～8週間	感染動物の咬傷によるのみ

感染が多い．このような不顕性感染が多い疾患では，感染から発症に至るプロセスを氷山モデルに例えることができる（図4-1）．また，感染を受けてから他への感染性が最大になるまでの時間を世代時間という．世代時間は，顕性感染では潜伏期と一致する場合が多いが，不顕性感染にも適用できる点が潜伏期とは異なる．また，感染したヒトが病原体を直接あるいは間接に他のヒトに伝播する能力のある期間を伝染期間という．

2）感染源

疾病成立の3要因（病因，環境，宿主）を感染症に適用すると，感染源，感染経路，感受性のある宿主の3条件となる．

感染源とは，病原体が直接に由来する場所である．病原体が自然界で増殖・生活している場は病原巣という（表4-2）．感染源は病原巣自体のことが多いが，病原体に汚染された水，食品，器物のこともある．

ヒトが病原巣の場合は患者と保菌者に分けられる．感染発症指数が高い場合は，保菌者は少なく，患者が感染源となる．保菌者には，健康保菌者（B型肝炎，エイズなど），潜伏期保菌者（風疹，麻疹，水痘など），病後保菌者（腸チフスなど）などがあり，感染源として重要である．

3）感染経路

感染経路を病原体の伝播様式からみると，病原巣との距離関係から直接伝播と

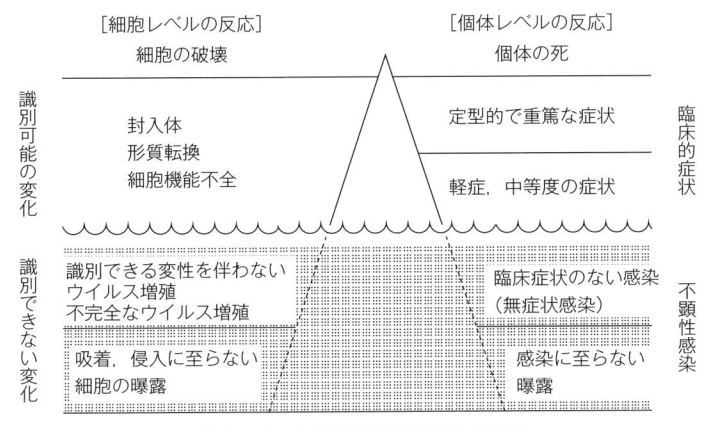

```
          [細胞レベルの反応]          [個体レベルの反応]
              細胞の破壊                    個体の死
識                                                              臨
別              封入体              定型的で重篤な症状          床
可              形質転換                                        的
能              細胞機能不全         軽症, 中等度の症状           症
な                                                              状
変
化
識      識別できる変性を伴わない      臨床症状のない感染          不
別      ウイルス増殖                 (無症状感染)                顕
で      不完全なウイルス増殖                                     性
き                                                              感
な      吸着, 侵入に至らない          感染に至らない              染
い      細胞の曝露                    曝露
変
化
```

図4-1 ウイルス感染の氷山モデル
(A. S. Evans ed.: Viral Infections of Humans-Epidemiology and Control (2nd ed). Plenum Medical.)

表4-2 病原巣の種類

ヒ ト	多くはヒトだけの感染症(赤痢, コレラ, ポリオ, 麻疹, 結核, らい, 性病)
動 物	ヒトと脊椎動物を共通の宿主とする人畜共通感染症が主で, 家畜や野生動物が病原巣となる(日本脳炎, 狂犬病, ワイル病など) ときに爬虫類, 魚類, 節足動物の場合もある(寄生虫症, つつが虫病など)
無生物	土壌(破傷風, 真菌症)や水など(レジオネラ症, 腸炎ビブリオ)

間接伝播に分けられる(表4-3).また,母体から胎盤や産道を介して児に感染する場合を特に垂直感染とよび,通常のヒトからヒトへの感染は水平感染という.

病原体の侵入門戸は,皮膚,気道粘膜,消化器粘膜がおもなものであり,さらに眼,性器粘膜などがある.排出門戸も侵入門戸と共通の場合が多い.消化器伝染病で糞便に排出された病原体が経口感染する場合には,糞口感染とよぶ.

4) 宿主の感受性

ある病原体が個体に侵入し感染が成立する場合を,その個体がその病原体に感受性があるという.個体の感受性は,免疫,遺伝的素因,性,年齢,栄養状態などの諸条件により影響を受ける.免疫は先天免疫と後天免疫に大別される(表4-4).先天免疫とは,非特異的な免疫をいい,動物の"種"や人種,家系による感受性の差をいう.たとえば,ポリオ,麻疹,コレラなどは,ヒトのみが感染し,

表4-3 病原体の伝播様式

伝播様式		感染様式・方法	疾病(例)
直接伝播	1)直接接触	a)他人との接触(接触,性交,接吻などにより感染)	丹毒,白癬,ヘルペス,梅毒,淋病,エイズ,B型ウイルス肝炎
		b)土壌・水などに常在する病原体が直接,皮膚(小創傷)から侵入	破傷風,ワイル病,住血吸虫症,皮膚炭疽,鉤虫症
		c)咬傷(イヌ,オオカミ,サルなど)	狂犬病,Bウイルス(サルヘルペス)
	2)飛沫散布	咳,くしゃみ(至近距離の場合)	インフルエンザ,結核,百日咳,麻疹,風疹,猩紅熱,肺ペスト,ポリオ,痘瘡
	3)垂直感染	経胎盤感染,産道感染,母乳	TORCHES症候群,B型ウイルス肝炎,エイズ,成人T細胞白血病
間接伝播	1)媒介物感染	a)間接接触(汚染器物を介する)(例:食器,おもちゃ,衣類,タオル,輸血,血液製剤,注射針など)	B型ウイルス肝炎,C型ウイルス肝炎,エイズ,赤痢,アデノウイルス感染症,梅毒,淋病,ジフテリア
		b)水系感染(水道,井戸などの汚染)(汚染水系に一致して爆発的に流行)	赤痢,腸チフス,A型ウイルス肝炎,病原大腸菌感染症
		c)食物感染(経口伝染病,食中毒)(共通食物が存在,発病率大,夏季多発)	赤痢,コレラ,腸チフス,細菌性食中毒,寄生虫症,ポリオ,腸管出血性大腸菌感染症(O157など)
	2)媒介動物感染	a)生物学的感染(感染昆虫の刺咬)(ノミ,ダニ,カ,シラミなど)	日本脳炎,ツツガムシ病,フィラリア,発疹チフス,腺ペスト
		b)機械的感染(昆虫の体表に菌が付着して運搬)(ゴキブリ,ハエ)	赤痢,腸チフスなど
	3)空気感染	a)飛沫核感染(乾燥した飛沫が浮遊)	結核,麻疹,痘瘡
		b)塵埃感染(汚染された土壌やほこりを吸入)	結核,オウム病,Q熱,レジオネラ症,クリプトコッカス症,肺炭疽,痘瘡

表4-4 免 疫

先天免疫			種(種特異性),人種,民族,家系などによる先天的な抵抗力
後天免疫	能動免疫	自然能動免疫	感染(不顕性感染を含む)により成立した免疫 a) 終生免疫(免疫が強く長期間持続):麻疹,風疹など b) 免疫が弱く一時的:インフルエンザ,赤痢,コレラなど c) 感染免疫(病原体が存在する間のみ免疫):梅毒など
		人工能動免疫	予防接種により成立する免疫 a) 弱毒性ワクチン(免疫はほぼ永久的) b) 不活性ワクチン(追加免疫が必要) c) トキソイド(毒素を無毒化,追加免疫が必要)
	受動免疫	自然受動免疫	母体の抗体が胎盤・母乳を介して移行(生後3~6カ月まで): 麻疹,風疹,ポリオ,ジフテリア
		人工受動免疫	免疫血清や免疫グロブリンの静注,筋注による一時的な免疫: 破傷風,ジフテリア,麻疹,水痘,狂犬病,A型ウイルス肝炎, B型ウイルス肝炎

他の動物は感染しない.後天免疫は,獲得免疫ともよばれ,免疫獲得の方法により能動免疫と受動免疫に分類される.また免疫の概念を集団に適用した場合は集団免疫といい,インフルエンザ,麻疹,百日咳,ジフテリアなどヒトからヒトへ伝播する疾患では集団中に免疫保有者の割合がある程度以上多いと流行を阻止できる.

(2)流行現象

流行とは特定の集団において明らかに期待値以上の疾病発生がみられることをいう.すなわち,時間的・空間的に患者の集積性がみられることをいう.流行を種々の側面からとらえると表4-5のようになる.

1)流行の型

流行現象は感染経路により共通経路と連鎖伝播に分類される.

共通経路による流行は,同一集団が同一原因に曝露することをいい,水系感染や食物感染(食中毒など)でみられる(表4-6).共通経路感染のうち単一曝露の場合は,患者発生が爆発的で経時的な発生曲線は通常鋭いピークをもつ一峰性を示すため点流行ともよばれる(図4-2).単一曝露の場合の発生曲線は潜伏期の度数分布を示すため,曝露時点の推定が可能である.同じ原因が継続的に作用する連続曝露の場合には,長期間にわたる不規則な患者発生曲線がみられる.

表4-5 流行現象

現象	要因
1）生物学的現象	年齢，性，人種・民族
2）地理的現象	地理的分布の範囲，緯度の影響，都市・農山村の差
3）時間的現象	趨勢変動，循環変動，季節変動
4）社会的現象	住環境，職業，交通，社会経済状態，文化，教育
5）感染様式による現象	共通感染経路，連鎖伝播
6）家族集積性	家族内二次感染

表4-6 経口伝染病*の食物流行と水系流行の比較

	水系流行	食物流行
媒介物	水道水，井戸水など	共通食物
曝露	単一曝露	二次感染が多い
分布 空間的	汚染水系・給水地域に一致	特定の集団
分布 時間的	大規模，爆発的，一峰性	ゆるやかに減少
季節性	食物流行に比べ少ない	夏季に多い
菌量	少ない	多い
潜伏期	長い	短い
症状	軽症	重症
致命率	低い	高い

*食中毒は含まない．

　連鎖伝播には，①ヒトからヒトへの伝播，②節足動物を介しての伝播，③動物を介しての伝播の3種類に分類できるが，患者発生が散発的で一定地域内に長期間にみられるため，感染源を明らかにすることは困難である．

2）集積性

　集団の最小単位である家族は，濃厚な接触と環境要因，宿主要因の近似性から，流行現象を観察する場合に重要な意味をもつ．

　家族集積性の有無を検討するには，各構成員が疾病に罹患する確率は独立で，当該地域の平均罹患率に等しいと仮定し，二項分布で患者数ごとの世帯数の期待値を求め，患者数ごとの実際の世帯数と比較する．また，世帯内感染では，感染症の種類によって二次感染率が異なっており，その疾病の一次感染率との比で家族集積性の程度を知ることができる．この比は，たとえば猩紅熱，赤痢，腸チフスでは高く，日本脳炎では低い．この方法は，学校，職域，寮などの集団についても同様に用いることができる．

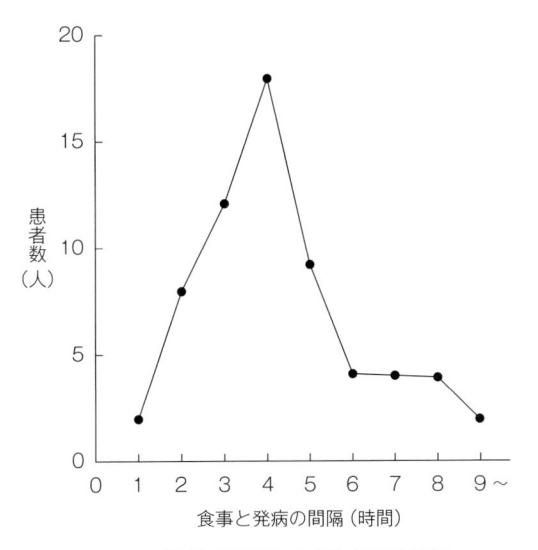

図4-2 潜伏時間別食中毒患者発生状況
昭和59年10月10日～11日横浜市における集団食中毒例：患者発生数63人，平均潜伏時間4時間9分，原因食品おにぎり弁当，病因物質黄色ブドウ球菌
(横浜市衛生局：食中毒資料)

$$\text{世帯内二次感染(罹患)率} = \frac{\text{世帯内二次感染者(患者)数}}{\text{初発患者に曝露した世帯内感受性者数}^{*}} \times 100$$

＊世帯内感受性者数が不明の場合は，分母には(世帯員数－初発患者数)を用いる

2．主要感染症の疫学的特徴と動向

感染症の疫学を，予防対策と関連付けて考えるために，ここでは感染源，感染経路によって分類し，主要感染症の疫学的特徴と動向について述べる．

(1) ヒトからヒトへの感染症

ヒトからヒトへの感染症は，経口感染，経気道感染，経皮・経粘膜感染によるものがある．

1) 経口感染

経口感染症は，ヒトからヒトへは糞口感染経路によると考えられるが，実際の伝播様式は水や食品による媒介物感染である．したがって感染経路の遮断がこれらの感染症の予防には最も有効である．食物と水系による流行の特徴を表4-6

表4-7 眼の感染症

疾患	病原体	感染経路	疫学的特徴
流行性角結膜炎	アデノウイルス4, 8, 3, 19, 37型の順に多い	直接接触・飛沫散布・媒介物感染(タオル、プールなど)	晩春～初秋に流行、ピークは8月。院内感染が多い
咽頭結膜熱	アデノウイルス3, 4, 19, 8型の順に多い	直接接触・飛沫散布・媒介物感染(タオル、プールなど)	7～9月に流行 プール熱ともいう
急性出血性結膜炎	エンテロウイルス70、まれにコクサッキーA24	直接接触 媒介物感染	アポロ11号病ともいう。1969年に西アフリカから世界的に大流行。院内感染が多い
トラコーマ (トラホーム)	クラミジア・トラコマチス	直接接触 媒介物感染	昭和22年23万人、20年代後半から激減し、57年には17人。昭和57年にはトラホーム予防法が廃止された

に示した.

2) 経気道感染

経気道感染症は，ヒトからヒトへは飛沫散布，飛沫核感染，塵埃感染などの伝播様式で感染する．これらの感染症は感染経路対策が困難なため，感染源対策や感受性対策が重要である．

3) 経皮・経粘膜感染

ヒトからヒトへ直接接触によって皮膚・粘膜から感染する最も重要な疾患は性行為による感染症でる．従来の性病予防法は1999年3月に廃止され，4月より新たに感染症法により，梅毒，淋菌感染症，性器クラミジア感染症，性器ヘルペスウイルス感染症，尖型コンジロームの5疾患が5類感染症に規定された．結膜から伝染する眼の感染症は媒介物による間接接触感染によることが多い（表4-7）．

<コラム：結核，ハンセン病>

結核は昭和20年代までは国民病といわれるほど蔓延しており，昭和25（1950）年までは死因順位の第1位を占めていたが，年々減少を続け，51年には10位，平成8年以後は低位となっている．年次の年齢階級別死亡率の推移を図4-3に示すが，近年は若年者の減少が著明で，老年層の疾患と化してきた．しかし，結核死亡率を欧米諸国と比較すると，なお依然として高率である．平成20年結核予防法は廃止とな

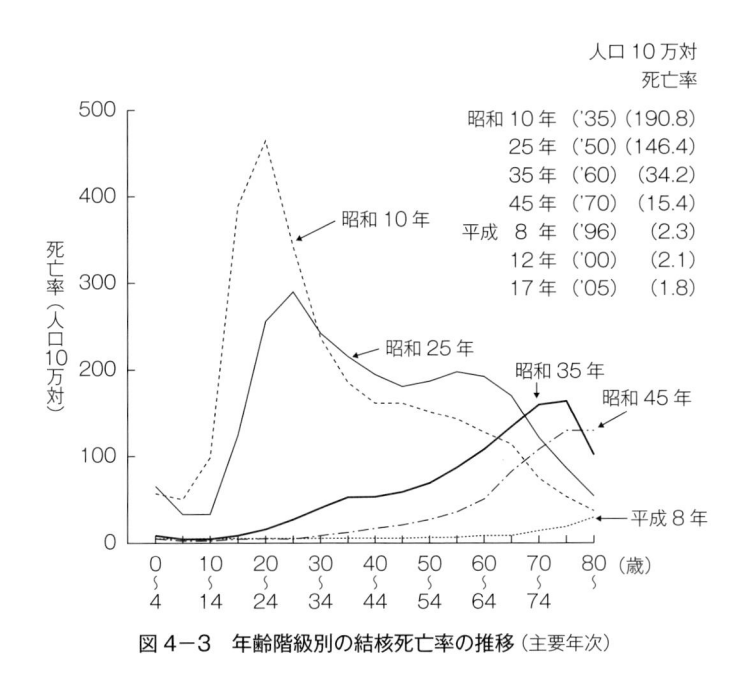

図4-3 年齢階級別の結核死亡率の推移（主要年次）

人口10万対死亡率
- 昭和10年（'35）（190.8）
- 25年（'50）（146.4）
- 35年（'60）（34.2）
- 45年（'70）（15.4）
- 平成8年（'96）（2.3）
- 12年（'00）（2.1）
- 17年（'05）（1.8）

り，感染症法に結核に関する規定を整備し，その中で取り扱う．感染症法の分類では2類感染症となっている．

　ハンセン病（らい）は感染力が弱いにもかかわらず重要な慢性感染症として隔離による感染源対策が重視されてきたが，近年その発生数は著しく減少してきた．平成6（1994）年の有病者数は約6,500人で，新届出患者数は12人であったが，ようやく平成8年（1996）年になりらい予防法が廃止され届出隔離は不要となった．（曽田研二）

（2）動物からヒトへの感染症

　脊椎動物からヒトに伝播する感染症を人畜共通感染症といい，伝播様式により表4-8のように分類される．

　最近のわが国の人畜共通感染症の動向には次のような特徴がみられる．

　（a）ペット動物からの感染の増加．特にネコ，イヌ，小鳥（オウム，インコ，カナリア），ミドリガメ，熱帯産サルからの感染．

　（b）開発による自然環境と生態系の変化の影響．各地の山林におけるツツガムシ病や北海道における包虫症の増加．

表4-8 人畜共通感染症

分類	伝播様式	おもな感染症	感染動物
接触伝播型	感染動物との直接的または間接的接触により伝播される	ペスト 狂犬病 オウム病 炭疽 ブルセラ症 レプトスピラ症 腎症候性〔韓国型〕出血熱 ラッサ熱 赤痢 サルモネラ症 トキソプラズマ症 包虫症	ネズミ,キツネ,リスなど イヌ,ネコ,キツネ インコ,オウム ウシ,ウマ,ヒツジ ウシ,ヤギ ネズミ,ウシ,ブタ ネズミ(ドブネズミ,クマネズミ) ネズミ ヒト,サル ネズミ,カメ ブタ(食肉) ネコ(排泄物) キタキツネ(排泄物)
中間宿主伝播型	中間宿主を必要とする寄生虫疾患で,経口感染が大部分を占める	有鉤条虫・無鉤条虫 広節裂頭条虫 肝吸虫 ウェステルマン肺吸虫 宮崎肺吸虫 横川吸虫 剛棘顎口虫 有棘顎口虫 マンソン孤虫 旋毛虫 アニサキス 住血吸虫症〔経皮〕	ブタ,ウシ サクラマス,カラフトマス コイ,フナ モクズガニ サワガニ アユ,ウグイ,シラウオ ドジョウ ライギョ,食用ガエル,ヤマカガシ 食用ガエル,ヤマカガシ 野獣の肉 海産魚,スルメイカ ネズミ,ウシ,ヤギ
	生物学的媒介動物感染で動物からヒトへ伝播される	日本脳炎 黄熱 ツツガムシ病 犬糸状虫	ブタ(コガタアカイエカ) サル(ネッタイシマカ) ネズミ(ツツガムシ幼虫) イヌ(アカイエカ,トウゴウヤブカ)

( )内は感染源

(c) 職業病としての感染. 小鳥販売業者や鳥肉処理業者におけるオウム病の罹患. 獣医師, 動物実験研究者, と畜場や清掃従業員の罹患.

(d) 食生活の多様化による種々の感染. 種々の魚介類や獣・鳥肉などの生食による寄生虫やサルモネラなどの感染の増加.

（3）節足動物からヒトへの感染症

カ，ノミ，ダニ，シラミなどの節足動物によってウイルス，リケッチア，原虫などの病原体が媒介される．また，病原巣が脊椎動物の場合は人畜共通感染症に含まれる（表4-9）．

（4）無生物からヒトへの感染症

土壌，水など無生物から感染する疾患では，破傷風，レジオネラ症などが重要である．

破傷風菌は全世界に分布するが，発生は散発的である．わが国や先進諸国では，交通事故，外傷などで感染することが多いが，途上国では，分娩の際の不潔な処置による新生児破傷風が多く，致命率も高く，その予防のために妊婦の予防接種が推奨されている．

レジオネラ症については，1976年，米国のフィラデルフィア市の在郷軍人集会において182人の肺炎患者が発生し，そのうち29人が死亡した事件があり，在郷軍人病とよばれたが，その後，病原菌としてグラム陰性桿菌が発見され，レジオネラと命名された．その後，世界各地で発生が報告され，わが国でも各地で報告例が増加している．本菌群は，河川や土壌に常在しており，空調設備の冷却水中で増殖し，これが散布され集団発生がみられる．季節的には夏季の発生が多い．

最近，自由生活アメーバのうちプールの水で増殖するネージリアによる脳髄膜炎，水道水や冷却水中でも繁殖するアカントアメーバによる角膜潰瘍（ソフトコンタクトレンズ）などが報告されている．

（5）寄生虫症

主要な寄生虫症の疫学的特徴は表4-10のとおりである．脊椎動物の寄生虫の中間宿主としてヒトが感染するものは人畜共通感染症としても取り扱われる．従来は寄生虫病予防法により住血吸虫病は医師に届出の義務が課されていたが，1958（昭和33）年の2,000人をピークに激減し，1980（昭和55）年以降は0～5人の発生をみるにすぎなくなり，1994（平成6）年，同法は廃止された．

わが国では環境衛生の向上に伴い，腸管寄生虫の保有率は低下したが，近年学校健診におけるぎょう虫卵保有率が小学校低学年を中心に漸増傾向がみられている．海産魚の生食によるアニサキス症も増加している．また，エキノコックス症は従来北海道に限局していたが，本州北部でも増加のきざしがみられる．

表 4−9 節足動物媒介感染症

分類	疾患名	節足動物	病原体	疫学的特徴
カ	日本脳炎	コガタアカイエカ	ウイルス	西日本を中心に発生．高齢者に高率．昭和43年以降減少し，平成4年以降は10人以下の発生．国外では南・東南アジアに多発．
	フィラリア症（糸状虫症）	トウゴウヤブカ（マレー糸状虫）アカイエカ，ネッタイイエカ（バンクロフト糸状虫）	糸状虫	昭和37年の1,536人をピークに激減．かつては，九州・四国で多発．近年は，ほとんど発生がない．流行地はマレー糸状虫は東南アジア・インドなど，バンクロフト糸状虫は全世界の熱帯から亜熱帯地域
	マラリア	ハマダラカ	原虫	近年増加し年間50人前後．すべて輸入例でアジアからの三日熱マラリアが多い
	黄熱	ネッタイシマカ	ウイルス	アフリカと中南米が流行地．都市型とジャングル型がある
	デング熱	ネッタイシマカ ヒトスジシマカ	ウイルス	東南アジア，熱帯アフリカ，南アメリカなどに流行．日本には常在しない
ダニ	ツツガムシ病	ツツガムシ（幼虫）	リケッチア	昭和40年代には10人前後であったが，51年から新型ツツガムシ病が全国的に増加し，昭和59年には957人に達した．西日本，とくに九州に多い
	野兎病	キチマダニ	細菌	わが国では東北地方，千葉県が常在地．全国的に散発例の報告がある
	Q熱	マダニ	リケッチア	世界各地の畜産・羊毛業者などに発生．わが国では発生をみない
	ライム病	マダニ	スピロヘータ	初夏から初秋にかけて多発．米国，ヨーロッパで多く発生．わが国では昭和62年以降散発的発生
シラミ	回帰熱	ヒトジラミ	スピロヘータ	インド，アフリカ，中央アジア，中米などに限局して発生．わが国では発生をみない
	発疹チフス	コロモジラミ	リケッチア	昭和21年に3万人の患者が発生したが，昭和33年以降発生をみない
ノミ	ペスト	ネズミノミ	細菌	わが国では昭和元年の発生が最後．ベトナム，アフリカ，中南米，ビルマなどに常時発生
	発疹熱	ネズミノミ	リケッチア	世界各地で発生しているが，減少傾向．わが国では近年発生がない

表4-10　寄生虫症の特徴

	疾患名	寄生部位	病原巣	中間宿主*	主要感染経路
線虫症	回虫症	小腸	ヒト	なし	成熟卵の経口感染（食物、手指）
	アニサキス症	胃・小腸壁（幼虫）	海産哺乳類（イルカなど）	①オキアミ ②海産魚類（ニシン、タラ、サバなど）	幼虫の経口感染（海産魚類の生食）
	蟯虫症	盲腸・大腸	ヒト	なし	成熟卵の経口感染（手指など）
	鉤虫症 ズビニ鉤虫	小腸中部	ヒト	なし	感染幼虫の経口感染・経皮感染
	アメリカ鉤虫	小腸中部	ヒト	なし	感染幼虫の経皮感染が主
	顎口虫症	皮下組織（幼若虫）	イヌ、ネコ、トラ	①ケンミジンコ ②淡水魚（ライギョ、ドジョウなど）	第二中間宿主（淡水魚）による経口感染
吸虫症	日本住血吸虫症	門脈・肝	ヒト、イヌ、ネコ、ウシ、ノネズミなど	ミヤイリガイ	セルカリアによる経皮感染
	ウェステルマン肺吸虫	肺（虫嚢）	ヒト、イヌ、ブタ、野生肉食獣	①カワニナ ②サワガニ、モクズガニ	第二中間宿主（被嚢幼虫）の経口感染
	宮崎肺吸虫	胸腔	イノシシ、テン、イタチ	①ホラアナミジンニナ ②サワガニ	第二中間宿主（被嚢幼虫）の経口感染
	肝吸虫症（肝ジストマ症）	胆管・胆嚢	ヒト、イヌ、ネコ、ブタ	①マメタニシ ②コイ科の淡水魚	第二中間宿主（被嚢幼虫）の経口感染
	横川吸虫症	小腸	ヒト、肉食獣	①カワニナ ②アユ、シラウオ、ウグイ	第二中間宿主（被嚢幼虫）の経口感染
条虫症	広節裂頭条虫症	小腸	ヒト	①ケンミジンコ ②サケ、マス	第二中間宿主（プレロセルコイド）の経口感染
	有鉤条虫	小腸	ヒト	ブタ	感染ブタ肉（嚢虫）の生食
	無鉤条虫	小腸	ヒト	ウシ、ヤク	感染牛肉（嚢虫）の生食
	包虫症（エキノコックス症）	肝・肺・脳	キタキツネ、イヌ	ヒツジ（単包条虫）、野ネズミ（多包条虫）	病原巣動物（キツネなど）や汚染した土壌・水系から虫卵が経口感染

*①第一中間宿主、②第二中間宿主

表4-11 TORCHES症候群

病原体	感染経路	感染時期	症　状	備　考
トキソプラズマ（原虫）	経胎盤感染．妊娠が初感染した場合にのみ発生（発症率：10～20%）	妊娠初期	流産，死産	後天感染は経口感染で，成人では不顕性感染が多い．有症の再感染は確認されていない
		妊娠後期	先天性トキソプラズマ症：脳内石灰化，水頭症，脈絡網膜炎，精神運動障害，発育不良	
風疹ウイルス	経胎盤感染	妊娠初期初感染	先天性風疹症候群：心奇形，白内障，先天難聴，流・死産	妊娠11週以内に初感染すると20～25%の発生
サイトメガロウイルス	経胎盤感染	妊娠初期初感染	先天性巨細胞封入体症：流・死産，脳炎，脳内石灰化，小頭症，出血傾向，肝炎，黄疸	大部分は不顕性感染に終わる．成人の大部分は抗体を保有
単純ヘルペスウイルス（主としてHSV-2）	産道感染．経胎盤感染	出産時．妊娠中	ヘルペス脳炎・髄膜炎，疱疹性湿疹などの全身性感染（致命的）	産道感染を防止するために帝王切開で分娩
梅毒トレポネーマ	経胎盤感染	妊娠中期	先天梅毒：鼻炎（膿血性鼻汁），骨軟骨炎（パロット仮性麻痺），皮疹，肝脾腫など	胎盤完成後の妊娠4カ月以降に感染が成立

（6）妊娠関連感染症

母体の感染症が胎盤，産道または母乳を介して胎児・新生児に垂直感染することを母子感染という．

1）TORCHES症候群

母子感染のうち，特に公衆衛生上問題となるToxoplasma（トキソプラズマ），Rubella（風疹），Cytomegalovirus（唾液腺ウイルス），Herpes simplex（単純ヘルペス）の頭文字をとってTORCH症候群，または梅毒（Syphilis）を加えてTORCHES症候群と総称される（表4-11）．なかでも風疹は，1964年に沖縄において大流行した際に多数の先天性風疹症候群患者が発生し，その重要性が注目された．

2）その他の母子感染

TORCHES症候群のほかに産道感染するものとして，淋菌性新生児眼炎やクラミジア感染症がある．また，最近では母子感染によりキャリア化する疾患として，

表4-12 院内感染の基準

1）入院の時点では，まだ感染を受けていない（すでに潜伏期にある場合は院内感染に含まない）．
2）入院の時点ですでに感染している場合は，再入院でかつ前回入院中に感染した場合に限られる．
3）入院中に感染を受け，退院後に発症した場合．
4）すでに発症している患者でも，従来の感染部位に新たな別の微生物が見出された場合．
5）同一の微生物による感染でも，別の部位に新たな感染を起こした場合．
6）通常認められる特定部位の感染には次のようなものがある．
　　a）術後創傷感染（汚染部位の外科的処置による二次感染を除く）
　　b）尿路感染
　　　①器械操作，②カテーテル挿入，③入院時尿所見が正常で入院後48時間以降に発症した場合
　　c）気道感染
　　　①全身麻酔，②挿管による呼吸管理，③入院時に呼吸器症状が認められない場合は，入院後48時間以降に発症した場合
　　d）血管穿刺部位の感染

（米国疾病予防センター）

成人T細胞白血病（ATL），エイズ（AIDS），B型ウイルス肝炎などが注目されている．

（7）院内感染

1）院内感染の様式

　病院などの医療施設内で起こった感染を院内感染という．病院に外部から出入りする外来患者，職員，見舞客などでは，感染が病院内で起こったことを確認することが難しいため，通常，院内感染の対象として取り扱われるのは主として入院患者である．院内感染とは，米国疾病予防センター（CDC）の基準に従えば表4-12のように規定される．

　院内感染は感染源からみて，交差感染と内因性感染に大別することができる．交差感染とは他の人から直接あるいは器物を介して伝播される場合で，内因性感染とは抵抗力の減弱した患者が自己の保有する常在菌によって起こす自己感染をいう．

2）発生要因

①宿主要因：患者の免疫または抵抗力の低下は院内感染を容易にする最も大きな要因である．基礎疾患として，糖尿病，悪性腫瘍，膠原病，外傷，火傷などを有する場合は感染を受けやすい．また，治療により免疫抑制状態をきたす場合，たとえば，ステロイド剤，細胞毒性薬剤，免疫抑制剤などの使用や放射線療法な

どにより感染が起こりやすくなる．このような状態では，患者は環境あるいは自己の常在菌，すなわち平素は無害菌の感染を容易に受けるので，これを日和見感染とよぶ．

年齢も重要な宿主要因と考えられ，免疫能の未熟な新生児や免疫能の低下している老人は院内感染のリスクが大きい．

②侵入門戸と感染経路：皮膚および粘膜は火傷，外傷，手術創傷などにより防御機能が損傷されると感染を受けやすい．また，空調設備の不備な場合には，広範な院内気道感染を起こすことがある．

③微生物要因：病院は化学療法剤が最も濃厚に使用される環境なので，多剤耐性菌が選択されて，病院株として院内に定着し，院内感染の原因となりやすい．そのおもなものには，黄色ブドウ球菌（MRSA），大腸菌，緑膿菌，セラチアなどの細菌や，カンジダなどの真菌がある．また，近年，老人保健施設等においては疥癬の院内感染に注意が払われている．

3）院内感染防止対策
 (a) 院内感染の把握と疫学調査．院内感染の常時監視体制を確立し，発生の報告とその原因究明のための疫学調査を行なう．
 (b) 一般患者と別に感染症外来部門と感染症病棟を設置する．
 (c) 医療器機・資材の適正な滅菌と消毒．
 (d) 化学療法薬剤の適正な使用．
 (e) 院内環境，特に，手術室，ICU，透析室，保育室などの清潔保持．
 (f) 感染症予防に関する職員の教育と健康管理の徹底．
 (g) 見舞客の行動の規制．

〈コラム：注目されている感染症〉
後天性免疫不全症候群（aquired immuno-deficiency syndrome，エイズ，AIDS）：1981年6月に米国で初めて報告された．以後全世界に流行がみられ，1998年末までにWHOに報告された患者数は約200万人，生存している患者・感染者は約3,300万人と推定される．当初は男性同性愛者，麻薬濫用者，血液凝固異常患者など特殊なリスク要因のみが注目されたが，しだいに異性間の性行為感染症の様相を呈してきている．米国は全世界の報告患者数の35％を占め，次いでアフリカ，欧州に多い．アフリカの流行は，異性感染と母子感染を中心に報告数よりはるか

に多数で全体の約2/3を占めると推測される．わが国では1985年3月に初めて患者が報告され，輸入血液凝固因子製剤受注によるものが主であったが，現在では男性同性愛者や異性間性交による症例が主である．1989年2月からAIDS予防法により，1999年4月からは感染症法によりエイズ患者およびHIV感染者の届出が義務づけられていた．平成18年，この法律は廃止された．

　成人T細胞白血病（adult T-cell leukemia，ATL）：わが国，特に九州，沖縄などに多い疾病で，ATLウイルス感染リンパ球により伝播される．おもな感染経路は，母乳による母子感染，夫婦間感染，輸血である．発症は50～60歳代に多いが，そのおもな原因は新生児期の感染である．現在，母乳停止または授乳期間短縮などによる予防が推奨されている．

　ウイルス性肝炎：ウイルス性肝炎は原因となるウイルスの型からA型，B型，C型肝炎などに分類され，このうち慢性肝炎から肝硬変，肝癌へと移行する可能性のあるのはB型，C型肝炎である．

　B型ウイルス肝炎（hepatitis B）：B型肝炎の感染経路には血液のほかに母子感染や性行為がある．母子感染によりキャリア（保菌者）になりやすく，将来，慢性肝炎，肝硬変，肝癌に移行する可能性が高い．現在，不活化ワクチンの実用化により母子感染制圧の可能性が示唆されるに至ったが，医療機関における院内感染の防止も重要である．

　C型肝炎（hepatitis C）：現在，腸管系と非腸管系の2種類の疾患が知られており，非腸管系の大部分はC型ウイルス肝炎で，キャリアに移行しやすく，輸血後肝炎の90％以上を占めている．

（曽田研二）

3．感染症の予防

（1）伝染病予防の原則

　感染症の予防対策は，感染源，感染経路，感受性宿主の各要因に対して適切に実施するのが原則である．しかし，実際には，そのすべてを各疾病について実施する必要はなく，疫学的特性からみて最も有効で実施可能な手段を選べばよい．また，近年，これらの対策を実施し，その効果を評価するために，感染症発生・流行に関する情報の役割が重視されてきている．

　わが国の感染症対策は，①病原体の国外からの侵入防止対策と②国内における感染症の発生・拡大防止対策に分けて実施されている．

表4-13 感染症の種類（感染症法に基づく分類）平成20（2008）年5月施行

	感染症名等	性　格
感染症類型	[1類感染症] ・エボラ出血熱，クリミア・コンゴ出血熱，痘そう，南米出血熱，ペスト，マールブルグ病，ラッサ熱	感染力，罹患した場合の重篤性に基づく総合的な観点からみた危険性が極めて高い感染症
	[2類感染症] ・急性灰白髄炎，結核，ジフテリア，重症急性呼吸器症候群（SARS），鳥インフルエンザ（H5N1）	感染力，罹患した場合の重篤性に基づく総合的な観点からみた危険性が高い感染症
	[3類感染症] ・コレラ，細菌性赤痢，腸管出血性大腸菌感染症，腸チフス，パラチフス	感染力，罹患した場合の重篤性に基づく総合的な観点からみた危険性が高くないが，特定の職業への就業によって感染症の集団発生を起こし得る感染症
	[4類感染症] ・E型肝炎，A型肝炎，黄熱，Q熱，狂犬病，炭疽，鳥インフルエンザ（鳥インフルエンザ（H5N1）を除く），ボツリヌス病，マラリア，野兎病，その他の感染症（政令で規定）	動物，飲食物等の物件を介して人に感染し，国民の健康に影響を与えるおそれのある感染症（人から人への伝染はない）
	[5類感染症] ・インフルエンザ（鳥インフルエンザおよび新型インフルエンザ等感染症を除く），ウイルス性肝炎（E型肝炎およびA型肝炎を除く），クリプトスポリジウム症，後天性免疫不全症候群，性器クラミジア感染症，梅毒，麻しん，メチシリン耐性黄色ブドウ球菌感染症，その他の感染症（省令で規定）	国が感染症発生動向調査を行い，その結果等に基づいて必要な情報を一般国民や医療関係者に提供・公開していくことによって，発生・拡大を防止すべき感染症
新型インフルエンザ等感染症	・新型インフルエンザ	新たに人から人に伝染する能力を有することとなったウイルスを病原体とするインフルエンザ
	・再興型インフルエンザ	かつて，世界的規模で流行したインフルエンザであって，その後流行することなく長期間が経過しているものとして厚生労働大臣が定めるものが再興した感染症 　両型ともに，全国的かつ急速なまん延により国民の生命・健康に重大な影響を与えるおそれがあると認められるもの

表4-13つづき

指定感染症	政令で1年間に限定して指定された感染症	既知の感染症の中で上記1～3類，新型インフルエンザ等感染症に分類されない感染症で1～3類に準じた対応の必要が生じた感染症
新感染症	［当初］ 都道府県知事が厚生労働大臣の技術的指導・助言を得て個別に応急対応する感染症	人から人に伝染すると認められる疾病であって，既知の感染症と症状等が明らかに異なり，その伝染力，罹患した場合の重篤度から判断した危険性が極めて高い感染症
	［要件指定後］ 政令で症状等の要件指定をした後に1類感染症と同様の扱いをする感染症	

（厚生統計協会編：国民衛生の動向．2007）

（2）国内の感染症対策

従来わが国の感染症対策は伝染病予防法（明治30年制定）を中心に各種の法規に基づいて行なわれてきた．しかし，近年，古典的な急性伝染病が激減する一方，エイズ，エボラ出血熱などのように新たに出現してきたいわゆる新興感染症，一方，結核やマラリアなどのように近い将来克服されると考えられていたが再び流行のきざしをみせている再興感染症への対応が新たな課題となった．

このような状況の変化により，新しい時代の感染症対策に向けた法体系の整備が必要となってきたため，新たに「感染症の予防および感染症の患者に対する医療に関する法律」（通称：感染症法）が1998年10月に制定され，1999年4月に施行された．これに伴い，従来の伝染病予防法，性病予防法，エイズ予防法は廃止され，また，検疫法および狂犬病予防法の一部改正も行なわれた．

患者の早期発見は感染源対策として最も基本的な意味をもつ．感染症法の定めるところにより，届出その他の情報収集が行なわれる．感染症法の概要は表4-13に示す通りである．この法律において対象疾病は，1類～5類感染症および指定感染症と新感染症に類別されている．新たに5類感染症（9種）が規定された．感染症は対象とする感染症を感染力や罹患した場合の症状の重篤性などにより1類感染症から5類感染症に分類するとともに指定感染症と新感染症を定めている．

(3) 外来伝染病対策

1) 検疫

わが国に常在しない外来伝染病の国内への侵入を防止するために，検疫法および国際保健規則により，海港および空港において，検疫（quarantine）および港湾衛生業務が実施されている．これらの業務を実施するために全国で82か所の海港と26か所の空港に検疫所が設置されている（平成20年6月）．患者発生に際しては，入国停止，隔離，停留，消毒などの措置が講じられ，また，接触者に対しても健康状態の対人監視が行なわれている．

検疫については国内の感染症予防対策と連携のとれた一元的な運用が求められている．

2) 国際伝染病対策

昭和51（1976）年，ラッサ熱患者と同一機に搭乗した日本人が帰国した事件を契機に，国内に常在せず，予防法や治療法が確立していないため致命率が高く，かつ伝染力が強い特定の感染症を国際伝染病と定義し，厳重な防疫対策が講じられた．ラッサ熱，マールブルグ熱，エボラ出血熱およびクリミア・コンゴ出血熱がその対象とされたが，現在は，感染症法による1類感染症として対処されている（表4-14）．また，これら外来性伝染病の侵入防止のためには，WHOその他の世界各国の感染症疫学情報の常時の収集が重要である．

(4) 消毒と滅菌

消毒とは，病原微生物を身体外において殺滅することである．これに対し滅菌とは，病原性，非病原性を問わず，すべての微生物を死滅させることである．両者で目的は異なるが，感染経路または感染源対策の主要な手段である．伝染病発生時における消毒は，即時消毒と終末消毒とに分けて実施される．

即時消毒：感染者から排出された汚物や接触した器物を速やかに消毒すること．

終末消毒：患者が死亡または移動したり，あるいはもはや感染源でなくなった場合，患者の使用した物品や部屋などを最終的に消毒すること．

消毒および滅菌の方法には理学的方法と化学的方法がある．

理学的方法：焼却，煮沸，流通蒸気滅菌（100℃，30分），高圧蒸気滅菌（120℃，30分），低温滅菌，日光，紫外線，放射線（コバルト60；^{60}Co，セシウム137；^{137}Cs）による消毒・滅菌，濾過滅菌．

化学的方法：消毒液（薬剤），ガス滅菌．おもな消毒薬の使用方法とその特性を表4-15に示した．

（5）予防接種
1）予防接種の目的
　予防接種とは，病原微生物の免疫原性製剤（ワクチン）を体内に接種することにより個体に特異的な免疫を与えることである．予防接種の目的は，従来はその個人が所属する集団の免疫状態を増強し，流行を阻止すること，すなわち集団防衛に主眼が置かれていた．

　しかし，近年は破傷風や先天性風疹症候群の予防のように，個人防衛も重要な目的とされている．個々の予防接種は，その効果と限界を考慮のうえ，他の予防対策との総合的な観点から実施されるべきである．

2）ワクチンの種類
　ワクチンの種類は，生ワクチンと不活化ワクチンに大別される．生ワクチンは弱毒化した病原微生物を生きたまま接種するもので，自然感染と同様の強い免疫が得られる．不活化ワクチンは病原体を死滅させ，その免疫原性のみを残して利用するものであるから，強力な免疫を得るためには追加免疫が必要である．トキソイドは細菌の産生する毒素を無毒化したものであるが，不活化ワクチンの一種と考えられる．表4-16に生ワクチンと不活化ワクチンの効果と特性などを比較して示した．

3）予防接種の種類
　わが国で実施されている予防接種は，法律等に基づいて行政的に実施されるものと個人が任意に受けるものとがある．集団予防目的に比重をおいた「一類疾患」と個人目的に比重をおいた「二類疾患」に区分され，高齢者を対象としたインフルエンザは「二類疾患」とされ，予防接種は強制ではなく，各自が自分の判断で接種を受けるものである．現行の予防接種の対象疾病と接種時期は表4-17に示すとおりである．

4）予防接種実施上の注意
　予防接種の実施に際し特に注意を要することは，あらかじめ問診，視診，聴診などにより定期接種を行なってはならない者（禁忌）と接種を行なうに際し注意を要する者を確認することである．

表4-14 1類感染症の疫学的および臨床的特徴

	ラッサ熱	エボラ出血熱	マールブルグ病	クリミア・コンゴ出血熱	ペスト	痘そう	南米出血熱
流行地域	西アフリカ・中央アフリカ地域	アフリカ中央地域（スーダン、旧ザイール、ガボン）、西アフリカ（象牙海岸）	アフリカ中東部・南部地域	アフリカ中央、南部地域、中近東、ソ連、東欧、中央アジア地域	東南アジア、中央アフリカ、南米	1770年のインドの流行では300万人が死亡したとの記録あり	中南米
患者発生地域	感染者は西アフリカ及び中央アフリカ一帯で毎年20万人位と推定	スーダン、ザイール、ガボン等で毎年数百人程度の報告	南アフリカ、ケニア等で、現在まで数例	上記	ベトナム、ケニア、ボリビア等、毎年数百例の報告	かつては日本を含む世界各国で発生	上記
動物→ヒト感染の経路	自然宿主はネズミ（マストミス等）動物の糞、尿との濃厚接触	自然宿主は不明	自然宿主は不明	媒介動物はダニ、宿主は、家禽、野生の哺乳類	媒介動物はノミ、宿主はネズミ、イヌ、ネコ等		ウイルス保有ネズミの排泄物、唾液、血液等との接触
ヒト→ヒト感染の経路	注射器・手術等血液、性的接触等の体液（空気感染は否定的）	同左（血液、体液）（空気感染は否定的）	同左（血液、体液）（空気感染は否定的）	同左（血液）（空気感染は否定的）	患者からの飛沫感染（肺ペスト）	接触おおよび飛沫感染（一部、飛沫核感染の報告あり）	ラッサ熱に準ずる
潜伏期間	通常6～21日	通常2～21日	通常3～9日	通常3～12日	腺ペスト通常1～7日 肺ペスト通常2～4日	およそ12日間（7～16日）の潜伏期間	7～14日

表4-14 つづき

症状							
発症した場合の初発症状は発熱、頭痛、咽頭痛であり、その後胸痛、下痢や筋肉痛を伴う重症の場合は出血症状がみられる。	発症は突発的で、主症状はインフルエンザ様、発熱、頭痛、腹・胸部痛、咽頭痛、出血。死亡例の90％以上。	発症は突発的で、発熱、頭痛、筋肉痛、皮膚発疹、咽頭粘膜炎、咽頭結膜炎、重症化すると、下痢、鼻口腔・消化管出血。	発症は突発的で、非特異的であるが、発熱、悪寒、頭痛、筋肉痛、関節痛、重症化すると全身の出血、血管虚脱。感染者の発症率は約20％。	悪寒、頭痛、全身の筋肉痛、リンパ節の腫瘍、肺炎、出血斑(型によって異なる)	[前駆期] 急激な発熱、頭痛、四肢痛、腰痛など [発疹期～化膿期] 発疹は、紅斑→丘疹→水疱→膿疱→結痂→落屑と規則正しく移行する。その時期に見られる発疹はすべて同一であることが特徴。[結痂期] 色素沈着や瘢痕を残す。	初期症状として、突然の発熱、筋肉痛、悪寒、背部痛、消化器症状がみられる。3～4日後には衰弱、嘔吐、目まいなどが出現し、重症例では高熱、出血傾向、ショックが認められる。歯肉炎の出血が特徴的とされるが、その後皮下や粘膜からの出血に進展する。神経症状を呈することもあり、舌や手の振戦から、せん妄、こん睡、痙攣に至る。
致命率	入院患者の15～20％、感染者の1～2％	50～90％	約25％	15～30％	10％程度 (未治療では50％以上)	致死率が高い (20～50％)	約30％

(厚生労働省：結核感染症課調べより引用改変)

表4-15 消毒薬

薬品名	使用濃度	効　果	注意事項	用　途
1) クレゾール	クレゾール石鹸水3% (v/v)	蛋白質を凝固しないので排泄物の消毒に適する結核菌にも有効	ウイルスには無効	石鹸を含有し取り扱いが簡便
2) クロール石灰（サラシ粉）次亜塩素酸ナトリウム	クロール石灰5%遊離塩素として0.1〜50ppm	安価ウイルスに有効	結核菌に無効有機物が多いと効果減少	水道・井戸水・プールの消毒に用いる
3) ホルマリン	ホルマリン水(33倍)	すべての微生物に有効	皮膚粘膜刺激作用。蛋白凝固作用あり	室内、衣類、寝具、ガラス、陶磁器など
4) ホルムアルデヒドガス	ホルムアルデヒドとして1% (v/v)	すべての微生物に有効	密閉できるものにのみ適用	室内、布、紙類の消毒に用いる
5) エチレンオキサイドガス	450〜800mg/ℓ	すべての微生物に有効、殺菌力強力	装置が必要2.5気圧、5時間	プラスチック、ガラス、繊維製品
6) アルコール（エタノール）	70〜80% (v/v)	皮膚の迅速消毒薬として優れている	芽胞に無効	手指、皮膚、器具類に適用
7) アクリノール	0.05〜0.2% (w/v)	化膿菌に有効	外用のみに使用	化膿創に用いる、うがい液
8) ポビドンヨード（イソジン液）	2.5〜5% (w/v)	ほとんどの微生物に有効	石鹸との併用避ける	手術部位、創傷の消毒に用いる
9) 逆性石鹸 a. 塩化ベンザルコニウム（オスバン） b. 塩化ベンゼトニウム（ハイアミン）	0.01〜0.1% (w/v)	無臭、無味、毒性が低く、手指・皮膚・粘膜の消毒に用いる	結核菌、ウイルスには無効普通石鹸との併用は不可（効果減少）	手指、器具消毒
10) クロルヘキシジン（ヒビテン）（ヒビスクラブ）	0.02〜0.5% (w/v)	一般細菌に有効、皮膚刺激少ない	結核菌、ウイルスには無効石鹸との併用は不可粘膜には禁忌	手指、創傷の消毒など
11) ヘキサクロロフェン（G-11）（ファインベックス）	3%原液	一般細菌に有効、皮膚刺激少ない	結核菌、ウイルスには無効創傷、粘膜には禁忌	手指の消毒や手術部位の消毒に用いる効果はやや遅発性
12) グルタールアルデヒド（サイデックス）（ステリハイド）	2% (w/v)	ほとんどの微生物に有効殺菌効果迅速	人体には使用しない使用時に調製する	器具（内視鏡など）の消毒に用いる

表4-16 不活化ワクチンと生ワクチンの比較

ワクチンの分類		おもなワクチン	効果および特性	副反応
不活化ワクチン	死菌	百日咳，コレラ，ワイル病・秋やみ混合，肺炎球菌	1）免疫持続は比較的短期間なので追加接種が必要．また，アジュバント添加が必要 2）液性免疫のみを獲得 3）IgG抗体のみ産生 4）保存条件に対する安定が優れている．	1）接種後24〜48時間以内にアナフィラキシーショック，アレルギー反応，発熱，熱性痙れん，脳症などの出現 2）接種局所の疼痛や発赤，腫脹
	不活化ウイルス	インフルエンザ，日本脳炎，狂犬病，B型肝炎，A型肝炎		
	トキソイド	ジフテリア破傷風		
生ワクチン	細菌ウイルス	結核（BCG）ポリオ，麻疹，風疹，ムンプス，水痘，黄熱	1）免疫持続は長期間または終生．追加免疫は不必要 2）液性免疫と細胞性免疫をともに獲得 3）自然感染と同じ経路の接種により，全身IgG抗体とともに局所IgAを産生 4）保存条件が厳しい．不適当な保管により不活化し，力価が低減する 5）ウイルス毒性復帰の可能性 6）体内の他のウイルスによる干渉 7）接触者に伝播することがある	1）接種後，潜伏期相当期間（通常7〜10日）の後に，各疾病の軽症または不全型症状が出現 2）接種局所の反応はみられない（BCGを除く）

5）予防接種健康被害救済制度

予防接種の副反応による障害や死亡がまれではあるが起こることがあるので，それらを救済するための予防接種健康被害救済制度が定められている．

表 4-17　定期の予防接種　　(平成 20 (2008) 年 5 月現在)

	対象疾病 (ワクチン)		接種		回数
			対象年齢等	標準的な接種年齢等[2)]	
一類疾病[1)]	ジフテリア 百日せき 破傷風	沈降精製 DPT 混合 ワクチン[3,4)]	1 期初回　生後 3～90 月未満	生後 3～12 月	3 回
			1 期追加　生後 3～90 月未満 (1 期初回接種 (3 回) 終了後, 6 カ月以上 の間隔をおく)	1 期初回接種 (3 回) 後 12～18 月	1 回
		沈降 DT 混合 ワクチン	2 期　　　11～13 歳未満	11～12 歳	1 回
	ポリオ		生後 3～90 月未満	生後 3～18 月	2 回
	麻しん 風しん	乾燥弱毒生麻 しん風しん混 合ワクチン, 乾燥弱毒生麻 しんワクチ ン, 乾燥弱毒 生風しんワク チン	1 期　　生後 12～24 月未満		1 回
			2 期　　5 歳以上 7 歳未満の 者であって, 小学校 就学の始期に達する 日の 1 年前の日から 当該始期に達する日 の前日までの間にあ る者		1 回
	日本脳炎		1 期初回　生後 6～90 月未満	3～4 歳	2 回
			1 期追加　生後 6～90 月未満 (1 期初回終了後概 ね 1 年をおく)	4～5 歳	1 回
			2 期　　　9～13 歳未満	9～10 歳	1 回
	結核	BCG ワクチン	生後 6 カ月未満 (地理的条件, 交 通事情, 災害の発生その他の特別 な事情によりやむを得ないと認め られる場合においては, 1 歳未満)		1 回
二類疾病[1)]	インフルエンザ		①65 歳以上, ②60 歳以上 65 歳未 満であって, 心臓, じん臓もしくは 呼吸器の機能またはヒト免疫不全ウ イルスによる免疫機能に障害を有す るものとして厚生労働省の定める者	インフルエンザ の流行シーズン に間に合うよう に通常, 12 月中 旬まで	毎年度 1 回

注 1) 平成 13 年の予防接種法の改正により, 対象疾病が「一類疾病」「二類疾病」に類型化された. 両者は国民が予防接種を受けるよう努める義務 (努力義務) の有無, 法に基づく予防接種による健康被害が生じた場合の救済の内容などに違いがある. 注 2) 標準的な接種年齢とは「予防接種 (一類疾病) 実施要領」「インフルエンザ予防接種実施要領」(いずれも厚生労働省健康局長通知) の規定による. 注 3) ジフテリア, 百日せき, 破傷風の予防接種の第 1 期は, 原則として, 沈降精製百日せきジフテリア破傷風混合ワクチンを使用する. 注 4) DPT 混合ワクチンの接種部位は上腕伸側で, かつ同一接種部位に反復して接種することはできるだけ避け, 左右の腕を交代で接種する. (厚生労働省健康局調べ)

5章 ライフスタイルと健康
～食生活を中心に～

1. ライフスタイルを巡って

(1) 生活習慣病の概念

　20世紀後半，日本を含む先進諸国の死因統計では，脳血管疾患，心疾患，悪性新生物が上位をしめるようになった．日本ではこの3つの疾患を成人病と呼んで，対策を進めた．成人病という名称は，1957（昭和32）年の「成人病予防対策協議連絡会」で公的に使用された．これら3疾患が40歳以上から死亡率が増加し，働き盛りに多い疾患ということから名づけられたものである．後に糖尿病，腎疾患，肝疾患も含められた．しかし，この名称は，40歳以後に発見されてから対処すればよいというイメージが強い．小児・青年からの食習慣，運動習慣，喫煙・飲酒習慣などの生活習慣を改善していくことが重要であることが理解されるようになり，1996（平成8）年に公衆衛生審議会の意見具申により生活習慣病という呼び名に改められた．英語ではLife-style related diseasesである．最近では，疾患ではなく，生活習慣そのものに焦点をあてる研究や対策も多くなり，ライフスタイルというカタカナ語も定着してきた．

　この根拠となったのは，Breslowらの保健習慣（表5-1）と呼ばれる7つの習慣についての研究である．1965年に米国カルフォルニア在住の成人約7,000人を約10年追跡調査した結果，これらの習慣の実施数と，全死因死亡率，循環器疾患死亡率がきれいな逆相関を示すことが示された．その後日本人向けに作成した同様な健康習慣8つを森本らが提唱している（表5-2）．

(2) 健康増進の概念

　1978年カナダのオタワで開催されたWHO総会で，ヘルスプロモーション憲章（オタワ憲章）が採択された．これまでのプライマリヘルスケア（PHC）が途

表5-1 Breslowらによる望ましい保健習慣

1）十分な睡眠（7~8時間）
2）毎日朝食をとる
3）間食をしない
4）標準体重の維持
5）規則的な運動をする
6）適量飲酒
7）喫煙しない

表5-2 8つの健康習慣とライフスタイルの分類

8つの健康習慣をいくつ守っているかによりライフスタイルの良否を分類した

8つの健康習慣
1. 喫煙をしない
2. 過度の飲酒をしない
3. 毎日朝食を食べる
4. 毎日平均7~8時間眠る
5. 毎日平均9時間以下の労働にとどめる
6. 身体運動スポーツを定期的に行う
7. 栄養バランスを考えて食事する
8. 自覚的ストレス量が多くない

（森本ら）

上国に重点をおいた政策であったのに対し，先進諸国での住民参加の健康政策をねらったものである．日本ではこの年から「第1次国民健康づくり対策」が開始された．これは1988（昭和63）年からの「第2次国民健康づくり対策（アクティブ80ヘルスプラン）」へと続いて，生活習慣の改善による疾病予防・健康増進の考え方の普及が図られてきた．「健康づくり」という言葉が，体力づくりのイメージにかぶさって，オタワ憲章のヘルスプロモーションの趣旨とは離れているとして，日本語としては，「健康増進」「健康推進」「ヘルスプロモーション」などが使用されている．

（3）健康日本21と健康増進法

2000（平成12）年からは「第3次国民健康づくり対策」として「21世紀における国民健康づくり運動（健康日本21）」が策定され，これまでと異なり，大きな課題とされている生活習慣や生活習慣病を9つの分野で選定し，2010（平成22）年までの具体的な達成目標を数値で示し，都道府県，市区町村にも政策策定を進めるという方針をとった．9つの分野は，①栄養・食生活，②身体活動・運動，③休養・こころの健康づくり，④たばこ，⑤アルコール，⑥歯の健康，⑦糖尿病，⑧循環器疾患，⑨悪性新生物である．

これに対応して，予算措置による対策を超えて，法的基盤が必要であるとして，「健康増進法」が2002（平成14）年8月に制定され，2003（平成15）年5月から施行されている．法律の内容としては，国民の健康増進の総合的な推進を図るための基本的な方針を定めること，健康診査の実施等に関する方針を定めること，

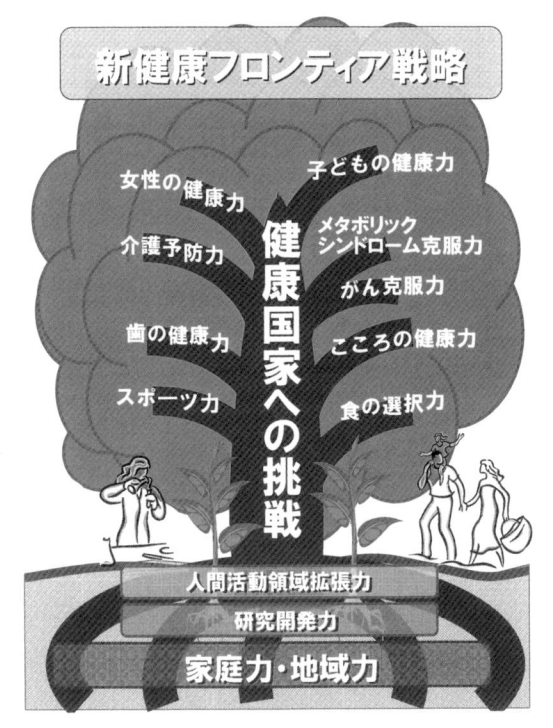

図5-1　新健康フロンティア戦略
（厚生労働省:新健康フロンティア戦略について．2007）

国民・健康栄養調査の実施に関すること，保健指導等の実施に関すること，受動喫煙の防止に関することなどとなっている．

（4）健康フロンティア戦略・新健康フロンティア戦略

　厚生労働省では，「生活習慣病予防対策の推進」と「介護予防の推進」を柱とする10カ年戦略（「健康フロンティア戦略」）を2004（平成16）年5月に策定したが，さらに具体的な方針を検討し，2007（平成19）年度からの10カ年戦略（「新健康フロンティア戦略」）として，現在以下の9つの分野で数値目標を掲げた対策が進められている．すなわち，「子どもの健康」，「女性の健康」，「メタボリックシンドロームの克服」，「がん克服」，「こころの健康」，「介護予防」，「歯の健康」，「食育」，「運動・スポーツ」である（図5-1）．

表5-3 栄養素と欠乏症, 過剰症

栄養素		欠乏症	過剰症
蛋白質（総エネルギー）		クワシオコール, マラスムス	（肥満）
ビタミン			
（脂溶性）	A	角膜乾燥症	悪心, 嘔吐
		夜盲症, 皮膚炎（癌細胞発育）	四肢の疼痛
	D	くる病, 骨軟化症	食欲不振, 多尿, 興奮
	K	血液凝固不全	循環器異常
（水溶性）	B_1	脚気, ウェルニッケ脳症	―
	B_2	舌炎, 口唇炎	―
	ニコチン酸	ペラグラ	顔面発赤
	パントテン酸	食欲不振	―
	B_6	食欲不振, 口内炎, 貧血, 腎結石	―
	B_{12}	悪性貧血	―
	C	壊血病	―
ミネラル	ヨード	甲状腺腫	甲状腺腫
	カルシウム	骨粗鬆症	―
	鉄	貧血	―

2. 栄養と食生活

（1）栄養失調から栄養過多へ

わが国の栄養摂取の状況を年次別にみると，1955（昭和30）年ごろまでは摂取栄養素の不足が問題とされてきたが，その後の急速な経済成長に伴い，食生活が著しく変化し，最近ではむしろ一部の栄養素の過剰摂取が問題とされてきている．この食生活の変化が，わが国の疾病構造に大きく影響していることは，否定できない事実である．

一方で，わが国ではすでにほとんどみることのない栄養素欠乏症が，アジア，アフリカ，中南米の発展途上国に，現在も数多く存在することを忘れてはならない（表5-3）．また，最近癌の予防要因としてビタミンA，Cが注目されている．

（2）国民栄養調査/国民健康・栄養調査

国民健康・栄養調査は，健康増進法（2002年策定）に基づき，国民の身体状況，栄養素摂取量，生活習慣の状況を明らかにすることを目的に，2003年から実施されている．その前身は，1952（昭和27）年以来，毎年実施されてきた栄養改善法に基づく栄養調査である．1975（昭和50）年より2005（平成17）年までの結果

表5-4 食塩摂取量の推移
(1人1日あたり), 年次別
(単位 g)

昭和50年	('75)	13.5
55	('80)	12.9
60	('85)	12.1
平成 2年	('90)	12.5
7	('95)	13.2
8	('96)	13.0
9	('97)	12.9
10	('98)	12.7
11	('99)	12.6
12	('00)	12.3
13	('01)	11.5
14	('02)	11.4
15	('03)	11.2
16	('04)	10.7
17	('05)	11.0

(厚生労働省：国民健康・栄養調査)

を付表8，9に示す．

　成人一人1日当たりの摂取エネルギー量は1997（平成9）年までは約2,000kcalで一定していたが，その後減少傾向を示し，2004，2005（平成16，17）年はほぼ1,900kcalとなっている．栄養素別摂取構成割合をみると，炭水化物（糖質）が30年前よりは70gほど減少し，脂肪総量52.0gから59.9gまで上昇したが，その後減少して2005（平成17）年は53.9gとなっている．蛋白質総量も1995年の81.5gから最近は71.1gに減少している．これを栄養比率でみると，最近では動物性蛋白質は半分以上をしめるが，脂肪においては動物性脂肪が半分以下に抑えられている（付表8）．

　食品群別にみると，総量が2001（平成13）年に急に増加しているが，これは分類の変更で，調理を加味した数量が示されるようになったためである．穀類，藻類の増加，豆類，油脂類の減少も分類の変更で説明できよう（付表9）．

　食塩摂取量（1人あたり）の推移をみると1975（昭和50）年の13.5gから少しずつ減少はしているが，2004（平成16）年の10.7gが2005（平成17）年には11.0gに増加したことが気になる（表5-4）．ちなみに，食塩摂取の目標量（成人男性10g未満，成人女性8g未満）を超えて摂取している者は男性64.5%，女性71.8%であった．

　これらの栄養素摂取量の基準として1969（昭和45）年以後1995（平成7）年（第5次改定）まで5年毎に，栄養所要量が策定されてきた．これは必要量に安全量を見込んだ形で作成され，生活活動強度・性・年齢・身長別に示されていたが，現場での使い勝手の良さを考慮して，2005（平成17）年からは，「日本人の食事摂取基準（1人1日当たり，推奨量）」（付表10）として，栄養素等の種類・性・年齢階級別に公表されている．これは，健康人を対象として，健康の保持・増進や生活習慣病予防のために，エネルギーや栄養素を1日どれくらい摂取すればよいかを示したものである．なお，推奨量とは，特定の年齢層や性別集団の97-

表5-5　食生活指針

○食事を楽しみましょう．
○1日の食事のリズムから，健やかな生活リズムを．
○主食，主菜，副菜を基本に，食事のバランスを．
○ごはんなどの穀物をしっかりと．
○野菜・果物，牛乳・乳製品，豆類，魚なども組み合わせて．
○食塩や脂肪は控えめに．
○適正体重を知り，日々の活動に見合った食事量を．
○食文化地域の産物を活かし，ときには新しい料理も．
○調理や保存を上手にして，無駄な廃棄を少なく．
○自分の食生活を見直してみましょう．

（厚生労働省・農林水産省・文部科学省：食生活指針．平成12（2000）年3月）

98%が1日の必要量を満たすのに十分な摂取量である．

（3）食生活と健康

わが国の全体としての栄養状態は，平均的には良好なものとなっているが，個々の世帯や個人に関しては，食生活を取り巻く環境の変化に伴い，1985（昭和60）年頃には，以下のような問題が生じていた．①交通機関の発達，職場の機械化，家事の省力化などにより，消費エネルギーが減少しているため，相対的にエネルギーを過剰摂取する者が増加している，②食事の洋風化に伴い，脂肪の摂取量が増加傾向にあり，適正量の上限に近づいている，③加工食品に過度に依存することにより栄養のバランスに偏りのある者が増加している，④子どもの独り食べが多くみられるなど，食卓を中心とした家族の団らんが失われつつある，等々の問題である．このような状況を踏まえ，厚生労働省（当時の厚生省）は昭和60（1985）年5月「健康づくりのための食生活指針」を策定し，食生活改善の目安とすることとした．その後食生活は，生活習慣病のみならず，生活の質とも関連が深いことが理解され，よい食生活実現のための目標として，①「適正な栄養素（食物）の摂取」，②そのための「行動変容」，③それを支援する「環境づくり」の目標設定がされている．2000（平成12）年には，厚生労働省，農林水産省，文部科学省の連携により，「食生活指針」（表5-5）が策定された．

（4）食生活指針と栄養バランスガイド

3省連携による「食生活指針」を具体的行動に結びつけ，「食」選択の参考ツー

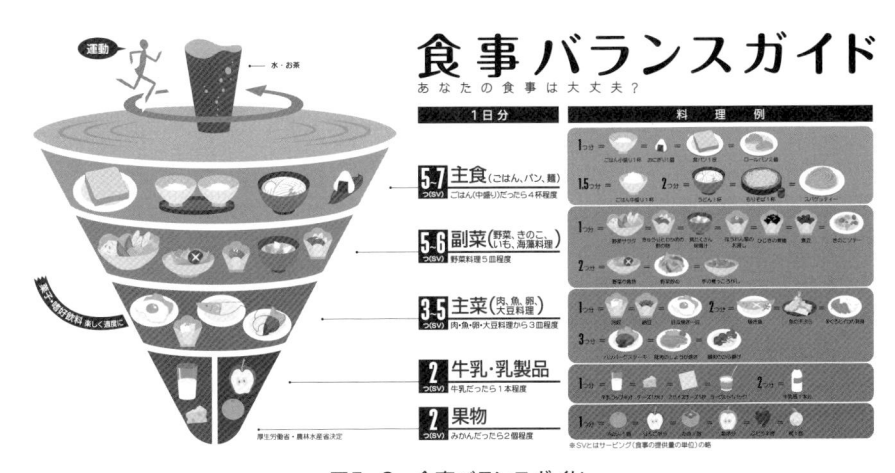

図5-2　食事バランスガイド
（厚生労働省・農林水産省：食事バランスガイド．2005）

ルとして，「食事バランスガイド」が厚生労働省と農林水産省の共同で策定された（図5-2）．

この特色は，①1日に「何を」「どれだけ」たべたらよいか，望ましい食事のとり方やおおよその量をわかりやすくコマ型のイラストで示したこと，②1日に十分な摂取が望まれる「主食」「副菜」「主菜」の順に並べ，「牛乳・乳製品」「果物」を同程度として並列し，区分ごとに料理として表現したこと，③基本形としては「成人」を対象とし，特に生活習慣病予防の観点から，30～60歳代の男性の肥満者，単身者，子育てを担う世代に焦点を絞ってその活用法を示したことにある．

（5）食育基本法

「食」の重要性が理解され，「食育」（食の教育）の推進が関係省庁の連携により実施されるようになり，2005（平成17）年に食育基本法が制定された．これは，家庭や学校，地域，職域を通じて食生活についての適切な知識や判断力を身につけることを普及するためのものである．

2008（平成20）年7月には，日本学術会議の生活科学分科会が「食生活の教育」の提言を公表した．その要旨は「現在の日本の食生活は，食育基本法が制定された背景からも明らかなように多くの問題点がある．本来，食生活は個人の問題であり，個々人がどのような価値観で食を選択していくかが，社会全体の食の問題を動かすことになる．食生活の選択は，生涯にわたって個々人が受ける食生活に

関する教育の帰着点でもある．食生活の教育，情報に関しては生活科学関連研究分野およびその分野で養成した専門職（保育士，教諭，管理栄養士等）が深く係わるべきであることから，本報告では，人間の一生における各ライフステージの食生活の現状と問題点，および食生活に関する教育の現状について分析し，より効果的な食生活の教育のための提言を行う．」とされ，ライフステージごとの食生活教育の提言がされている．

3．食の安全

（1）食中毒

1）分類と発生状況

食中毒は，ヒトからヒトへ伝染することのない，食品に起因する急性の疾患をいう．病因によって表5-6，表5-7のように分類される．1982（昭和57）年に指定された原因菌の他に，1997（平成9）年より小型球形ウイルス（2003年からはノロウイルスに名称変更）およびその他のウイルスと腸管出血性大腸菌が，1999（平成11）年にコレラ菌，赤痢菌，チフス菌，パラチフスA菌が食中毒事件の際に病因物質として明示された．腸管出血性大腸菌以下の細菌は，感染症法の3類感染症にも属しており，その対応も要求されている．

2）発生状況

1952（昭和27）年に食中毒の統計が開始されたが，患者数は，1955（昭和30）年の63,745人（粉ミルク事件が12,159人）を除いてほぼ横ばいの状況にあり，毎年3～4万人の発生をみている．最近10年間の発生件数は1998（平成10）年の事件数3,010件，患者数46,179人をピークに減少傾向が続いている．

月別発生状況は，毎年7～9月に最も多いが，2006（平成18）年はノロウイルスの影響が大きく，11月，12月に多発した．原因食品の判明するものは，発生件数の約60～70％で，そのなかでは複合調理食品に起因するものが最も多い（約10～20％）．病因物質の判明するものは，最近では発生件数の90％を超えており，そのなかで細菌・ウイルスに起因するものが，通常の年では90％前後である．

食中毒には他に，件数は少ないが化学物質，自然毒がある．通常は事件数では，全体の約10％，患者数で約1～2％である．ただし死者数では自然毒が半数以上を

表5-6 おもな食中毒の病因物質とその性状

	病因物質	病原体または毒素	病原巣	摂取経路	潜伏期	防止法	その他
細菌性中毒	腸炎ビブリオ	*Vibrio para-haemolyticus*	沿岸海水	主として魚介類	10～20時間	加熱処理, 食品調理, 器具の水洗殺菌, 低温保存	
	サルモネラ	*Salmonella enteritidis* *S. typhimurium* (ほか)	動物の肉, 卵, 患者, 保菌者	糞尿, 汚水による食品の汚染 食肉, 鶏卵	6～48時間	食品販扱業者の衛生的習慣, 加熱処理, 低温保存	
	病原大腸菌	*Escherichia coli* のうち特定のもの (O157を含む)	ヒト, 動物の腸管	糞便による食品の汚染	10～24時間	食品の衛生的取扱い, 加熱処理	
	ブドウ球菌	*Staphylococcus aureus* のうち特定のもの (のつくるエンテロトキシン)	ヒト, または動物の化膿巣など	食品販扱い者の汚染 ネズミの糞尿などによる汚染	0.5～5時間	食品販扱い者の衛生教育, 食品の保存上の注意	毒素は耐熱性
	ボツリヌス菌	*Clostridium botulinum* (A, B, E型)	土壌, 魚肉など	缶詰食品, いずしの摂取	2時間～8日 (通常18時間前後)	加圧滅菌, 缶詰食品の食前加熱	神経症状を呈し致命率が高い
	ウイルス性食中毒	ノロウイルス *Norovirus* (ほか)	二枚貝 (かき, はまぐり, 赤貝など)	生や加熱不十分な貝の摂食	24～28時間	食前加熱, 次亜塩素酸ナトリウム消毒	吐物などからの空気感染の疑いもある
自然毒	フグ	テトロドトキシン		フグの内臓	1時間～2時間半	調理法の指導	筋麻痺を呈し致命率が高い
	キノコ類	ムスカリン		有毒キノコの摂食	種類による	キノコに対する知識の普及	

表5-7 細菌性食中毒（1982年指定原因菌）の概要

病因物質名	病原体	食品	病原巣
ナグビブリオ	Vibrio cholerae non-O1	魚介類	河川，海水
	V. mimicus	〃	〃
カンピロバクター・ジェジュニ／コリ	Campylobacter jejuni/coli	食肉	家畜，ペット
エルシニア	Yersinia enterocolitica	食肉	家畜，ペット
ウェルシュ菌	Clostridium perfringens (Cl. welchii)	食肉	家畜，ペット
セレウス菌	Bacillus cereus	米飯穀類，麺類，肉類，豆類	土壌

占めることが多い．

原因施設別発生件数は飲食店が1位で，以下家庭，旅館となっている．

（2）細菌・ウイルス性食中毒

10年間の発生状況を表5-8に示す．サルモネラ，腸炎ビブリオによる食中毒の減少傾向が顕著であり，病原性大腸菌（腸管出血性以外）も減少している．一方1997（平成9）年以後，1人事例の食中毒の届け出が急増したカンピロバクターが事件数では多い．事件数・患者数とも急増しているのが，ノロウイルスである．

特殊なのが腸管出血性大腸菌で，食中毒としての届出を大きく上回る患者数が感染症法により把握されている．患者数500名以上の大規模食中毒は，10年間に26件であり，サルモネラ属菌（8件），ウェルシュ菌（6件），腸炎ビブリオ（5件），病原大腸菌（4件），ブドウ球菌（2件），セレウス菌（1件）である．

（3）化学物質による食中毒

1）アレルギー様食中毒

サンマやイワシなどの干魚に細菌が増殖し，産生されたヒスタミンによる中毒の集団発生が知られている．通常食後30分～1時間で，皮膚の発赤，頭痛，じん麻疹が出現し，ときとして発熱，嘔吐，下痢を伴う．遅くとも1日以内に回復する．細菌の増殖によって起こることから，細菌性食中毒に分類する場合もある．最も大規模なものは，1973（昭和48）年愛知県で発生した小・中学生の集団給食中のアジの干物による事件で，患者数は2,656人に及んだ．

2）油症事件

1968（昭和43）年，福岡県で顔，頸部，背部，陰部などににきび様皮膚症状を主訴とする疾患が多発した．臨床的には塩素挫瘡に一致し，カネミライスオイルが原因として疑われた．その後の調査から，ライスオイル製造中に脱臭工程で熱媒体に使用した塩化ビフェニール（PCB）がパイプから漏れて混入したことが判明した．さらに現在では，この症状は，PCBの熱変化物であるポリ塩化ジベンゾフランなど他の物質によるものであるとされている．その後患者は西日本一帯に多発していることがわかり，認定された患者数は1,854人に達した．

3）ヒ素ミルク事件

1955（昭和30）年，岡山県を中心とする西日本一帯で，人工栄養児の奇病が多発した．発熱，下痢，皮疹，皮膚色素沈着，肝腫脹，貧血などを主症状とし，重症例は死亡した．患児はいずれも森永MF印ドライミルクを飲用しており，そのミルクからヒ素が検出された．当時の厚生省の指令で同製品の販売が停止され，患者の発生は終息に向かった．翌年（1956年）2月の公表された統計では，患児は全国で12,159人，死者131人であった．事件はこれで終結したわけではなく，その後，後遺症をめぐって現在も研究は続けられている．

その他，化学物質による食中毒の項目は，当初メタノールの誤飲を念頭に置いて設定されたものであるが，現在まで発生件数は少ないものの重要な事件が数多く報告されている．公害性疾患で取り上げられる水俣病，イタイイタイ病も広い意味では化学物質による食品汚染を原因とする疾患である．その他，これまでに報告された化学物質による事件としては，有害甘味料，人工着色料，保存料，農薬，金属（スズ，亜鉛，銅など）がある．

（4）自然毒食中毒

1）動物性自然毒

①フグ：最近の食中毒による死亡者の大部分が，フグ中毒によるものである．毒素はテトロドトキシンとよばれ，分子構造も判明している．肝臓，卵巣のほか，腸や皮膚にも含まれる．最近，この毒素は，フグ自身が生産するものではなく外因性の物質であることが認められた．熱，乾燥にも強いので，調理には細心の注意が必要である．地方自治体により資格制度を設けて営業用の調理を規制しているところがある．

②その他：魚類では，ドクカマス，シガテラによる中毒が報告されているが，

表5−8 (a) 細菌・ウイルスによる食中毒発生状況 (1998〜2002年)

	1998年		1999年		2000年		2001年		2002年	
	事件数	(患者数)	事件数	(患者数)	事件数	(患者数)	事件数	(患者数)	事件数	(患者数)
細菌	2,620	(36,337)	2,356	(27,741)	1,783	(32,417)	1,469	(15,710)	1,377	(17,533)
サルモネラ属菌	757	(11,471)	825	(11,888)	518	(6,940)	360	(4,912)	465	(5,833)
ぶどう球菌	85	(1,924)	67	(736)	87	(14,722)	92	(1,039)	72	(1,221)
ボツリヌス菌	1	(18)	3	(3)	0		0		1	(1)
腸炎ビブリオ	839	(12,318)	667	(9,396)	422	(3,620)	308	(3,065)	229	(2,714)
腸管出血性大腸菌	16	(183)	8	(46)	16	(113)	24	(378)	13	(273)
その他の病原大腸菌	269	(3,416)	237	(2,238)	203	(3,051)	199	(2,293)	83	(1,367)
ウェルシュ菌	39	(3,387)	22	(1,517)	32	(1,852)	22	(1,656)	37	(3,847)
セレウス菌	20	(704)	11	(59)	10	(86)	9	(444)	7	(30)
エルシニア・エンテロコリチカ	1	(1)	2	(2)	1	(1)	4	(4)	8	(8)
カンピロバクター・ジェジュニ/コリ	553	(2,114)	493	(1,802)	469	(1,784)	428	(1,880)	447	(2,152)
ナグビブリオ	1	(1)	2	(4)	5	(8)	1	(1)	2	(30)
コレラ菌	—		—		1	(2)	1	(7)	2	(10)
赤痢菌	—		—		1	(103)	3	(13)	2	(36)
チフス菌	—		—		0		0		0	
パラチフスA菌	—		—		0		0		0	
その他の細菌	39	(800)	19	(50)	18	(35)	18	(18)	9	(11)
ノロウイルス	123	(5,213)	116	(5,217)	245	(135)	268	(7,335)	268	(7,961)
その他のウイルス	0		0		2		1	(13)	1	(22)

表5-8 (b) 細菌・ウイルスによる食中毒発生状況 (2003～2007年)

	2003年		2004年		2005年		2006年		2007年	
	事件数	(患者数)	事件数	(患者数)	事件数	(患者数)	事件数	(患者数)	事件数	(患者数)
細菌	1,110	(16,551)	1,152	(13,078)	1,065	(16,678)	774	(9,666)	732	(12,964)
サルモネラ属菌	350	(6,517)	225	(3,788)	144	(3,700)	124	(2,053)	126	(3,603)
ぶどう球菌	59	(1,438)	55	(1,298)	63	(1,948)	61	(1,220)	70	(1,181)
ボツリヌス菌	0		0		0		1	(1)	1	(1)
腸炎ビブリオ	108	(1,342)	205	(2,773)	113	(2,301)	71	(1,236)	42	(1,278)
腸管出血性大腸菌	12	(184)	18	(70)	24	(105)	24	(179)	25	(928)
その他の病原大腸菌	35	(1,375)	27	(869)	25	(1,734)	19	(902)	11	(648)
ウェルシュ菌	34	(2,824)	28	(1,283)	27	(2,643)	35	(1,545)	27	(2,772)
セレウス菌	12	(118)	25	(397)	16	(324)	18	(200)	8	(124)
エルシニア・エンテロコリチカ	0		1	(40)	0		0		0	
カンピロバクター・ジェジュニ/コリ	491	(2,642)	558	(2,485)	645	(3,439)	416	(2,297)	416	(2,396)
ナグビブリオ	2	(2)	0		0		0		1	(1)
コレラ菌	0		0		0		0		0	
赤痢菌	1	(10)	1	(14)	0		1	(10)	0	
チフス菌	0		0		0		0		0	
パラチフスA菌	0		0		0		0		0	
その他の細菌	6	(99)	9	(61)	8	(484)	4	(23)	5	(32)
ノロウイルス	278	(10,603)	277	(12,537)	274	(8,727)	499	(27,616)	344	(18,520)
その他のウイルス	4	(99)	0		1	(1)	5	(80)	4	(230)

(国立感染症研究所他:病原微生物検出情報. 2008)

その毒物は本来，渦鞭毛藻に存在する物質であろうと推定されている．

　貝類の中毒は昭和50年代に入って下痢性貝毒が明らかになるとともに問題視されるようになり，ホタテガイ，イガイ，アサリなどの貝毒の規制値を設定して，予防活動を行なっている．

2）植物性自然毒

①キノコ：毒キノコは20種以上が知られているが，わが国で最も多いのはツキヨタケである．次いでイッポンシメジ，ベニテングダケ，ワライダケなどの報告がある．発生時期は9～11月に集中し，家庭で誤って食することによる場合がほとんどである．

②その他：報告されたことのあるものとしては，ジャガイモの青芽（ソラニン），青梅（アミグダリン），毒セリ（チクトキシン），毒ムギ（テムリン），麦角（エルゴタミン）などがある．いずれもまれなものである．

3）予防と対策

　細菌性・ウイルス性食中毒予防の原則は，汚染された食品を食べない，また食べることのないように規制することである．個人，家庭での対策としては，食前の手洗いの励行，食品の加熱，保存方法への注意などである．飲食店など多数の人に食品を供給する立場の者には，さらに厳密な上述の注意のほか，保菌者として菌を周囲に感染させないよう，定期的な検便も必要である．1997（平成9）年には，厚生労働省（当時の厚生省）は「家庭用衛生管理マニュアル」及び「大量調理施設衛生管理マニュアル」を作成し予防対策の充実を図っている．特殊な食品（いずし，フグ，きのこなど）を扱う者は専門の知識を十分にもっていることが要求される．行政的対応としては，食品衛生法のほかに，1979（昭和54）年以来，厚生労働省が，弁当，惣菜，漬物類，洋菓子類など個々の食品について順次衛生規範を作成し，通達している．きめ細かい行政的配慮が，食中毒防止のために今後も続けられなくてはならない．

　食中毒発生時には，患者を診断した医師は直ちに，最寄りの保健所に届け出る義務がある（食品衛生法）．保健所はこれを受けて，食品の汚染がどの程度の規模に及ぶのかを確認し，病因物質，原因施設などを同定すべく，疫学調査を実施し，これを厚生労働省に報告することになっている．

（5）食品添加物・残留農薬

　食品中の化学物質（食品添加物，残留農薬，動物用医薬品など）については，

許容1日摂取量（acceptable daily intake for man：ADI）を定めて，これを実際の曝露量が超えないように，監視するシステムが実施されている．2003（平成15）年には，食品安全基本法が制定され，食品安全委員会が個々の物質ごとに食品健康影響評価（リスク評価）を行い，その結果に基づいて行政が必要なリスク管理をする体制が開始された．

添加物とは食品の製造の過程において，または食品の加工もしくは保存の目的で食品に添加・混和，浸潤その他の方法によって使用するものである（食品衛生法）．添加物は天然のものと化学合成品に分類される．後者については食品衛生法に基づき，厚生労働大臣が食品衛生調査会の意見を聞いて，ヒトの健康を損なうおそれがない場合として指定したものでなければ使用できない（ポジティブリスト方式）．1996（平成8）年からは，国際的な動向に従って，それまでの化学合成品のみのリストを変更し，天然香料を除くすべての添加物に範囲が拡大した．ここに指定されたものでなければ，製造，輸入，販売ができないことになる．化学合成品の添加物としては2007年3月現在，364品目が指定されている．また，この改正以前から使用されてきた「既存添加物」については，安全性の見直しを実施し，2007年2月現在450品目が「既存添加物名簿」に収載されている．

食品添加物の安全性は，動物が毎日，一生食べ続けても何も障害の起こらない最大無作用量を求め，これに十分な安全率（通常1/100）をかけて人間の1日摂取許容量（ADI）とするものである．安全率は，人間と動物の違い，幼弱者などを考慮したものである．

農薬（殺虫剤，枯草剤など）の使用は農作物の栽培には必要なものであるが，食品中に残留すると，人体に有害な影響を与える可能性がある．わが国では1968（昭和43）年以来，種々の法的な規制が作成されているが，近年輸入食品の増加により，外国で規制されていないもの，新しい種類の農薬などが大きな問題となっている．農薬以外にも，飼料添加物，動物用医薬品を含めて，食品に残留するものに関して，食品添加物と同様にポジティブリスト方式にする制度が2006（平成18）年5月から施行されている．

（6）遺伝子組み換え食品

最近のバイオテクノロジーの進歩に伴って新しい手法による食品や食品添加物が市販されるようになり，その安全性をめぐって検討された．2001（平成13）年食品衛生法が改正され，安全性の確認されていない食品等が国内で流通できなく

なった．食品安全委員会が詳細な検査項目に添って検討し，2007（平成 19）年 2 月現在，組み換え DNA 技術を応用した食品 76 品種，食品添加物 13 品目の安全性が確認された．

（7）プリオン（牛海綿状脳症，狂牛病）

牛海綿状脳症（Bovine Spongiform Encephalopathy：BSE）は 1986 年英国で初めて確認された牛の伝染病である．病原体は異常プリオン蛋白が重合した感染性粒子と考えられている．1996（平成 8）年に人への感染性が指摘され，食品衛生上の扱いが問題となった．人の病状は，高次脳機能障害，運動失調などを主症状とするクロイツフェルト・ヤコブ病と一致する．2001（平成 13）年からは，食品衛生法に基づき流行国からの牛肉の輸入を禁止した．同年 9 月に国内で罹患した牛が発見され，食用として処理されるすべての牛の BSE 検査が開始された．また，感染危険部位（舌と頬肉を除いた頭部，脊髄，回腸遠位部）の除去・焼却が義務化された．この対策について 2004（平成 16）年に食品安全委員会の評価・検証が行なわれ，対策の見直しを行ない，2005（平成 17）年からは検査対象が 21 カ月以上の牛とされている．

（8）食品アレルギー

食品によるアレルギーは，乳児に 5～10％，全年齢では 1～2％にみられる．乳幼児の食物アレルギーの主な原因は鶏卵，乳製品，小麦が多く，その後加齢とともに 80～90％は耐性を獲得していく．学童・成人で新規発症してくる食物アレルギーの原因は，甲殻類，小麦，果物，魚類，そば，ピーナッツが多く，耐性は得られにくい．食物アレルギーの最も頻度が高い症状は皮膚症状であるが，喘息のような呼吸器症状を呈する例ではアナフィラキシーショックに至ることもある．2001（平成 13）年から，アレルギー物質を含むとして表示を義務付ける特定原材料と，これに準ずるとして表示を奨励するものが規定された．特定原材料としては，卵，乳，小麦，そば，落花生，えび，かにであり，これに準ずるものとしては，あわび，いか，いくら，えび，オレンジ，かに，キウイフルーツ，牛肉，くるみ，さけ，さば，大豆，鶏肉，豚肉，まつたけ，もも，やまいも，りんご，ゼラチン，バナナ（2008 年 6 月現在）である．

（9）食品安全委員会・食品衛生行政

食品は，人間の生命，健康の維持のため必要なものであり，その安全性の確保はきわめて重要である．現代社会では，経済や科学技術の発展，食品流通の広域

図5-3 新たな食品安全行政

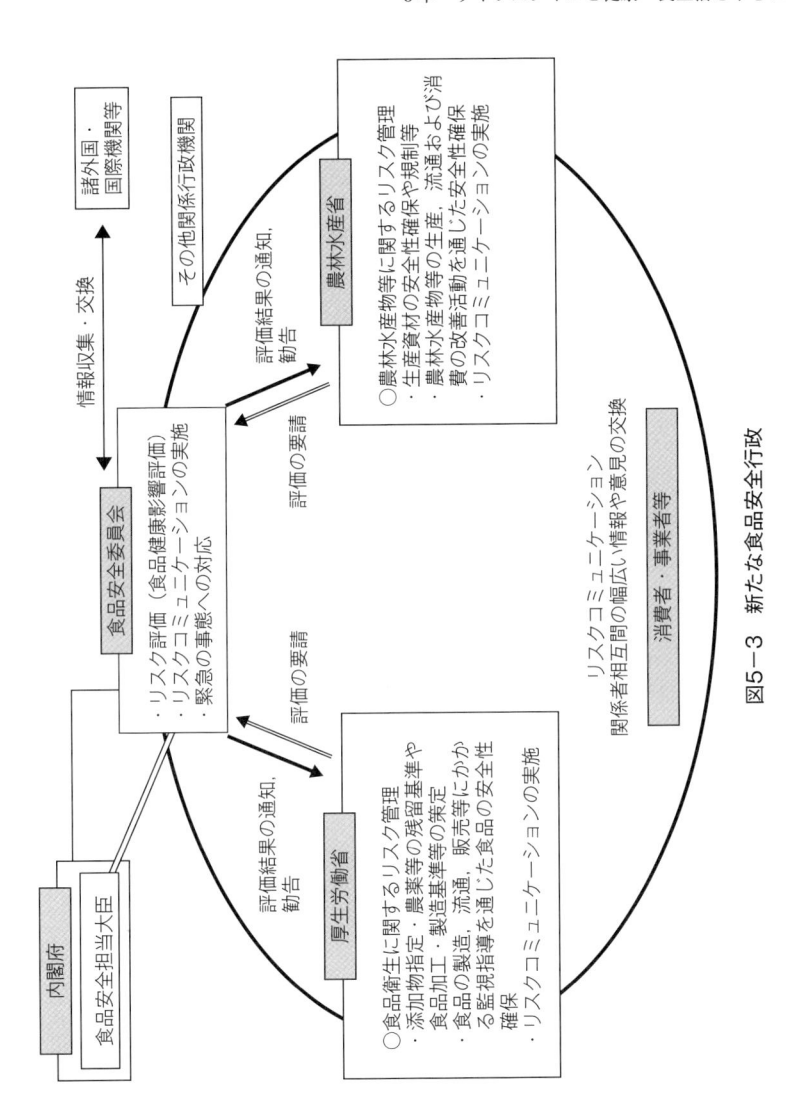

化・国際化の進展に伴い，食生活が豊かになり，安全性に関する問題が複雑多様化してきている．

食品安全に関する法律として，中心になるのは食品衛生法（1947（昭和22）年）である．この法律は飲食に起因する衛生上の危害の発生を予防し，公衆衛生の向上と増進に寄与することを目的としており，対象は食品だけでなく，食品添加物，

器具・容器包装，おもちゃ，洗剤も含まれる．

　2001（平成13）年の国内でのBSE発生を契機として，関係閣僚会議で「今後の食品安全行政のあり方について」がまとめられ，2003（平成15）年に食品安全基本法が制定・施行された．この法律の1つの柱は，食品の安全性を図る上での指針である．基本的理念は，食品供給過程の各段階で安全性を確保し，国民の健康への悪影響を未然に防止することである．そして，施策の実施に関わる基本方針は，リスク分析手法の導入で，「食品健康影響評価」（リスク評価），「評価結果等に基づく施策の実施」（リスク管理），「施策の実施にあたっての関係者との情報・意見の交換」（リスクコミュニケーション）である．

　もう1つの柱は内閣府に「食品安全委員会」を設置することである．この委員会により，従来はっきりしなかった評価と管理が明確に区分され，前者は委員会が，後者は厚生労働省と農林水産省が担当することになった（図5-3）．

4．運動と休養

（1）健康づくりのための運動指針

　健康の維持・増進と関係のあるライフスタイルが，運動・身体活動である．身体の適度な運動が健康，特に循環器系に対してよい影響を与えることが一般に認められてきたのは1970年代に入ってからのことである．

　国民健康・栄養調査では，運動習慣のある者を「1回30分以上の運動を週2回以上実施し，1年以上持続している者」と定義して調査を行なっている．表5-9に示すように，この10年間では，後半の5年間に前半と比較して男女共にやや運動習慣のあるものが増えている．男性では40歳代，女性では30歳代で最も低く，男女共に60歳代で40％以上と最も高い．

　厚生労働省（当時の厚生省）は1993（平成5）年に健康づくりのための運動指針を策定した（表5-10）．この中で，運動をより広い概念として身体活動として把握し，日常生活活動，趣味・レジャー活動などを含めることにした．

　運動を通しての健康づくりのために，健康運動指導士，健康運動実践指導者の養成事業や運動型健康増進施設，温泉利用型健康増進施設などの施設認定を行なっている．

表5-9 運動習慣者の年次推移

(単位:%)

		総数	20～29歳	30～39歳	40～49歳	50～59歳	60～69歳	70歳以上
男性	平成7年(1995)	26.6	23.5	24.5	21.6	25.5	30.2	36.3
	8年(1996)	26.4	23.9	22.0	21.1	23.2	31.6	36.7
	9年(1997)	28.6	26.9	20.6	24.5	25.8	36.3	36.2
	10年(1998)	25.5	19.8	20.0	20.5	24.3	31.9	33.2
	11年(1999)	30.2	31.6	20.8	23.7	28.0	35.8	38.7
	12年(2000)	31.9	28.9	23.2	22.6	29.0	39.5	42.9
	13年(2001)	29.7	30.4	21.4	17.8	28.9	39.5	35.1
	14年(2002)	31.6	21.5	21.3	23.0	27.8	42.8	39.1
	15年(2003)	29.3	22.1	21.6	20.2	23.1	39.6	37.2
	16年(2004)	30.9	19.4	13.8	19.1	23.2	43.4	43.5
	17年(2005)	30.7	18.5	16.5	15.6	26.6	42.8	39.1
女性	平成7年(1995)	22.3	14.9	15.1	20.4	26.1	28.9	27.4
	8年(1996)	23.7	12.6	19.1	18.6	26.8	34.3	27.5
	9年(1997)	24.6	19.4	24.3	27.3	31.6	24.9	24.6
	10年(1998)	24.4	15.2	14.9	22.8	29.7	31.2	27.3
	11年(1999)	27.5	21.1	13.4	25.7	30.8	36.5	32.4
	12年(2000)	27.4	15.0	19.7	22.6	30.1	38.3	31.3
	13年(2001)	27.1	15.1	15.5	21.5	31.7	38.1	31.9
	14年(2002)	28.3	13.8	17.6	22.1	31.2	39.1	32.6
	15年(2003)	24.1	15.3	13.1	16.7	27.5	34.9	27.1
	16年(2004)	25.8	18.5	13.5	18.4	28.3	34.7	30.9
	17年(2005)	28.2	14.6	14.0	21.8	28.0	41.6	31.6

注:運動習慣のある者とは、1回30分以上の運動を週2回以上実施し、1年以上持続している者である。
(厚生労働省:国民健康・栄養調査を引用改変)

表5-10　健康づくりのための運動指針

生活の中に運動を
　歩くことから始めよう
　1日30分を目標に
　息がはずむ程度のスピードで
明るく楽しく安全に
　体調に合わせてマイペース
　工夫して，楽しく運動長続き
　ときには楽しいスポーツも
運動を生かす健康づくり
　栄養・運動とのバランスを
　禁酒と節酒も忘れずに
　家族のふれあい，友達づくり

（厚生労働省：健康づくりのための運動指針．1992）

表5-11　健康づくりのための休養指針

1. 生活にリズムを
 ・早めに気付こう，自分のストレスに
 ・睡眠は気持ちよい目覚めがバロメーター
 ・入浴で，からだもこころもリフレッシュ
 ・旅に出かけて，心の切り換えを
 ・休養と仕事のバランスで能率アップと過労防止
2. ゆとりの時間でみのりある休養を
 ・1日30分，自分の時間をみつけよう
 ・活かそう休暇を，真の休養に
 ・ゆとりの中に，楽しみや生きがいを
3. 生活の中にオアシスを
 ・身近な中にもいこいの大切さ
 ・食事空間にもバラエティを
 ・自然とのふれあいで感じよう，健康の息ぶきを
4. 出会いときずなで豊かな人生を
 ・見出そう，楽しく無理のない社会参加
 ・きずなの中ではぐくむ，クリエイティブ・ライフ

（厚生労働省：健康づくりのための休養指針策定検討会報告書．1994）

（2）健康づくりのための休養指針

　一方，休養もストレスと関連して，健康の維持・増進に欠かせない要因である．休養には，心身の疲労回復のみでなく，人間性の育成や自己実現を図るという面もある．休養に関しても厚生労働省（当時の厚生省）は1994（平成6）年に一般向けの指針を策定した（表5-11）．最近はストレスを定量化して，健康との関連をみる研究も多くなってきている．睡眠時間，生活における種々の事件（就職，転職，転居，結婚，離婚，死別など）と病気との関連について何らかの形で法則性の見出されることが期待される．

（3）健康づくりのための睡眠指針

　睡眠は生活習慣の重要な一部であり，休養やストレスとの関係も深い．厚生労働省は2003（平成15）年に「健康づくりのための睡眠指針（快適な睡眠のための7か条）」（表5-12）を策定し，睡眠についての適切な知識の普及を図っている．

表5-12　健康づくりのための睡眠指針
　　　　～快適な睡眠のための7か条～

①快適な睡眠でいきいき健康生活
②睡眠は人それぞれ，日中元気はつらつが快適な睡眠バロメータ
③快適な睡眠は，自ら創り出す
④眠る前に自分なりのリラックス法，眠ろうとする意気込みが頭をさえさせる
⑤目が覚めたら光を取り入れて，体内時計をスイッチオン
⑥午後の眠気をやりすごす
⑦睡眠障害は，専門家に相談

（厚生労働省：健康づくりのための睡眠検討会報告書．2003を引用改変）

5. 喫煙と飲酒

（1）喫煙の健康影響

　喫煙の健康影響は，1950年代に社会的に注目されるようになり，多くの優れた研究が公表されている．当初注目されたのは肺がんをはじめとする悪性新生物であるが，コホート研究を中心として，他の呼吸器疾患，心筋梗塞や動脈硬化症，消化性潰瘍や肝硬変などの他の疾患の発生を増加させることがわかってきた（表5-13）．最近では，妊娠中の喫煙による胎児の発育障害，労働現場における他のリスク要因（アスベストなど）との相乗効果，受動喫煙（間接的にたばこの煙を吸い込むこと）などの研究が注目されている．

　喫煙者率は，日本では1965（昭和40）年をピークとして漸減傾向にあるが，諸外国と比較して，男性の喫煙者率の高いこと，女性の喫煙率が減少しないことが特徴である（表5-14，表5-15，表5-16）．

（2）たばこ対策

　国際的には，WHOが1970年以来，再三にわたり，喫煙の害に関する衛生教育を強調し，広告の規制，紙巻きタバコ包装への注意表示，若年者の喫煙対策，公的な場所における喫煙の規制などを実施している国が多い．日本も健康増進法により，急速に喫煙規制が普及してきている．「健康日本21」に取り上げられた具体的な目標は下記の4つである．

①喫煙が及ぼす健康影響についての十分な知識の普及．
②未成年者の喫煙をなくす．
③公共の場や職場における分煙の徹底と効果の高い分煙に関する知識の普及．
④禁煙支援プログラムの普及

（3）飲酒の健康影響

　酒は"百薬の長"の語に示されるとおり，薬物としての効果をもつ．ただし，効果とともに依存性の形成も強い．日本でのアルコール消費量は年々増加傾向を

表5-13 各種の死因に対する喫煙の相対危険度(喫煙者の死亡率/非喫煙者の死亡率)

	世界の7つの前向き調査	英国医師(Dollら)	米国25州(Hammondら)	日本計画調査(平山) 男性	日本計画調査(平山) 女性
1) 肺癌	10.8	20.2	9.6	4.1	2.1
2) 喉頭癌	5.4	—	3.7	20.3	3.4
3) 口腔癌	4.1	—	9.2	4.6	1.3
4) 食道癌	3.4	2.1	2.4	2.1	1.4
5) 膀胱癌	1.9	0.9	2.2	1.6	2.6
6) 腎臓癌	1.5	—	1.2	—	—
7) 胃癌	1.4	1.1	1.3	1.5	1.3
8) 気管支炎・肺気腫	6.1	12.5	7.5	—	—
9) 胃・十二指腸潰瘍	2.8	—	1.9	2.1	2.3
10) 肝硬変	2.6	—	1.5	1.3	1.4
11) 冠動脈性心疾患	1.7	1.5	1.7	1.7	1.8
12) 全死因 全死亡数	1.68 (26,223)	1.44 (1,672)	1.63 (6,813)	1.28 (22,946)	1.34 (16,181)
対象者数	1,123,000	34,000	448,000	265,118	

(昭和57年度健康づくり等調査研究報告書)

表5-14 わが国の喫煙者率の推移

(単位:%)

	昭和45年(1970)	昭和50(1975)	昭和55(1980)	昭和60(1985)	平成2(1990)	平成7(1995)	平成12(2000)	平成17(2005)	平成18(2006)
男性	77.5	76.2	70.2	64.6	60.5	58.8	53.5	45.8	41.3
女性	15.6	15.1	14.4	13.7	14.3	15.2	13.7	13.8	12.4

注:1)調査対象は20歳以上
　　2)平成18年は,調査方法と標本数が変更されているため,従来の調査と連続性がない.
(日本たばこ産業株式会社調べ)

表5-15 喫煙習慣者の割合

(単位:%)

	昭和61年(1986)	平成2(1990)	平成7(1995)	平成10(1998)	平成11(1999)	平成12(2000)	平成15(2003)	平成16(2004)	平成17(2005)
男性	59.7	53.1	52.7	50.8	49.2	47.4	46.8	43.3	39.3
女性	8.6	9.7	10.6	10.9	10.3	11.5	11.3	12.0	11.3

注:調査対象は20歳以上.なお,調査方法は平成15年から変更.
(厚生労働省:国民健康・栄養調査)

表5-16 喫煙状況の国際比較

	喫煙率 (%)			若年の喫煙率 (%)			15歳以上人口1人当たり年間消費本数 (本)			
	男性	女性	年次	男性	女性	年齢	年次	1970	1980	1990	2000
日本	47.4	11.5	2000年	25.9	9.2	15-18歳	1999年	2,810	3,450	3,037	3,023
アメリカ	25.7	21	2000	26	20.1	13-15	2000	3,681	3,544	2,755	2,082
イギリス	28	26	2001	24	28	15-16	1999	2,987	2,636	2,170	1,374
イタリア	31.1	22.3	2002	22	28	15-16	1999	1,850	2,351	2,008	2,039
カナダ	23.9	19.6	2001	16.2	20.9	15-17	2001	3,301	3,549	2,030	1,777
韓国	64.8	5.5	1996	29	13	10-12学年	1998-99	2,145	2,778	3,022	2,686
中国	53.4	4	1998	11.1	6.4	13-15	1999	782	1,187	1,972	1,790
ドイツ	38.9	30.6	2000	29		14-15	2001	2,333	2,423	2,234	1,843
フランス	33	21	2000	28	20	15-19	2000	1,850	2,236	2,168	1,594
ロシア	63.7	9.2	1992-98	46	38	15-16	1999	—	—	—	2,919

示したが，1992（平成4）年ころから横ばい傾向となっている．

2005（平成17）年国民健康・栄養調査によると，飲酒頻度として週3回以上飲酒する人の割合（20歳以上）は，男51.1%，女15.3%で，週1回以上飲酒する人のうち，1日に日本酒換算1合（純アルコール22g）以上飲酒する人の割合（20歳以上）は，男性68.6%，女性43.8%であった．

飲酒に起因する健康障害は，アルコール精神病，アルコール依存症のほかに，肝疾患，脳卒中，高血圧症，悪性新生物など多くの慢性疾患をひき起こす．さらに，労働災害，交通事故，犯罪，家庭崩壊などの多くの社会問題と関連している．

（4）飲酒関連問題対策

アルコール問題への取り組みは，従来いわゆるアルコール精神病を対象として，精神衛生を中心とする形で行なわれてきた．しかし，アルコール症の自然史を考えるとき，他の疾患と同様に，包括的医療の対象として，予防対策を進めてゆく必要がある．すなわち，一次予防として"適正飲酒"の教育，未成年者や妊娠時の禁酒などの徹底，二次予防として，一般医，

産業医，保健婦などによる早期発見，早期治療，三次予防としての社会基盤の確立などが重要である．

1993（平成5）年に公衆衛生審議会のアルコール関連問題専門員会が提言をまとめた．ここでは，社会環境整備を含めた予防対策，健康教育・健康相談の充実，適正飲酒に関する知識の普及，未成年者飲酒禁止の徹底がとりあげられた．

健康日本21では，①多量飲酒問題の早期発見と適切な対応，②未成年者の飲酒防止，③アルコールと健康についての知識の普及を基本方針として，環境整備などの対策を進めていくことになっている．

6章 産業保健をめぐって
～働く人々の健康～

1. 産業保健の基礎

　産業保健または労働衛生は，働く人々の疾病を予防し，健康を保持増進させることを目的としている．国際労働機関（ILO[*1]）と世界保健機関（WHO）の労働衛生に関する合同委員会（1950）では「労働衛生とは労働者に対し高い健康水準の維持を図り，職業病を予防し，労働条件，環境の改善や適正配置を行なうことである……」としている．

（1）産業保健の変遷

　主な生産手段が植物の採取や野生動物の狩猟から田畑を耕しての農耕栽培へ，そして工業化へと変遷するに伴い，労働形態は変化した．仕事が分業化され，職業も専門化し，産業活動に伴う特定の有害物質への曝露や作業条件によって，職業に付随した疾患の発生や健康障害の危険性が生じた．

　18世紀には労働衛生の父とよばれるイタリアのラマツィニィ（B. Ramazzini）が「働く人々の病気」の著書を著し，多くの職業現場でみられた病気の症状，治療などについて述べている．18世紀後半，英国に始まった産業革命は社会構造の変革をもたらし，手工業を中心とした時代から，機械化，工業化により都市に機能が集約され工業都市が発展した（付表11）．

[*1] 国際労働機関（ILO：international labour organization）
国連の専門機関の一つで，1919年に創設された．社会正義の実現，労働条件，生活水準の改善を目的とした国際機構であり，本部はスイスのジュネーブにある．各国の労働立法や適当な労働時間，賃金，労働者の保健・衛生に関する勧告，その他の指導を行なっている．1995年には産業保健の目的に「労働者の健康と安全の確保により生産性が高まるような企業組織と労働文化を発展させ，それを支援する社会風土を積極的に創造すること」を追加している．

わが国においても明治維新後に工業化が進み，農漁村から都市に労働人口が集中し，女子や若年者が紡績女工や鉱夫として，労働に従事するようになった．労働条件や労働環境について種々の問題が生じ，劣悪な集団居住によって結核などの感染性疾患が蔓延した．明治44（1911）年には工場法が制定され，大正5（1916）年に実施されている．大正に入り健康保険法〔大正11（1922）年〕なども制定され，労働者保護への動きが活発に行なわれ，大正デモクラシーとよばれた時代である．

昭和10年代になると，機械工業，化学工業が盛んとなり，従来主力であった紡績工業を凌駕し重化学工業時代を迎えた．昭和12（1937）年に始まる日華事変，つづいての第二次世界大戦と戦時体制により富国強兵と殖産興業の時流のなかで，労働保護法規は機能を失い，職業病が多発した．

第二次大戦後の昭和22（1947）年には労働基準法が公布され，この時期，法規上の整備が行なわれた．昭和35（1960）年ころより産業界では石炭に代わり石油がエネルギー源の主役となった．石油化学工業の発展により，職業病が増加するとともに，工場からの排水排煙などによる公害問題が多発した．

昭和45（1970）年以降になると職場も多様化し，作業態様による職業病，すなわち腰痛，頸肩腕障害なども問題化した．こうした情勢にあって，昭和47（1972）年には労働者の健康と安全を確保し，職場環境の快適化を主眼とした労働安全衛生法が，労働基準法とならぶ法令として制定された．

昭和40年代後半からはエレクトロニクスが発達し，産業分野のみならず携帯電話などにみられるように社会一般への普及がみられ，生産方式や社会のいろいろの局面でコミュニケーション方法の変革を生じている．現在はエレクトロニクスによる情報革命が進み情報社会といわれる．

労働形態からみると肉体労働を主とする手工業時代から機械化による大量生産の時代へ，そしてオートメーションによる自動制御，ロボット化へと進展し，労働が細分化され単調労働が問題視されている．そこでは仕事の専門化（Specialization），標準化（Standardization），そして単純化（Simplification）が生じ，頭文字の3Sに表されるように労働が規格化されている．

日本の産業構造を就業人口比でみると，昭和初頭には農林漁業の第一次産業の従事者が半分以上を占め第一次産業国であったが，昭和25（1950）年ころを境として第一次産業は下降状態を示し，昭和50（1975）年における比率は，第一次産業が15%，工業の第二次産業35%，そしてサービス業の第三次産業が50%となり，

表6-1 体力の要素

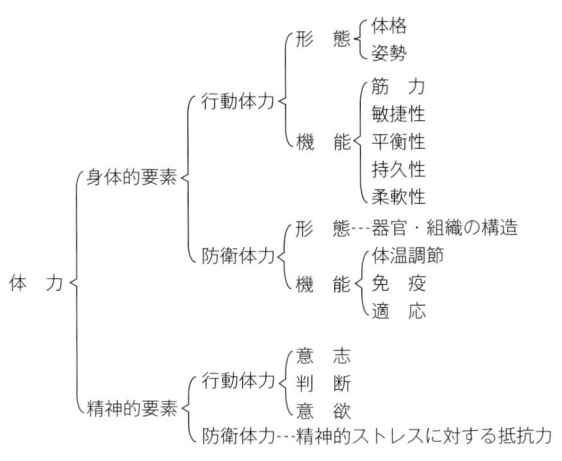

```
                              ┌ 形 態 ┬ 体格
                              │       └ 姿勢
                   ┌ 行動体力 ┤       ┌ 筋 力
                   │          │       │ 敏捷性
                   │          └ 機 能 ┼ 平衡性
                   │                  │ 持久性
        ┌ 身体的要素                   └ 柔軟性
        │          │          ┌ 形 態 --- 器官・組織の構造
        │          └ 防衛体力 ┤       ┌ 体温調節
        │                     └ 機 能 ┼ 免 疫
体 力 ┤                                └ 適 応
        │                     ┌ 意 志
        │          ┌ 行動体力 ┼ 判 断
        └ 精神的要素         └ 意 欲
                   └ 防衛体力 --- 精神的ストレスに対する抵抗力
```

(吉村寿人他編：適応協関の生理学．医学書院)

農林漁業から工業職種優位の時代へ，そして現在はサービス職種優位の時代にある．今後は第三次産業のなかでも情報職種の大幅な増大が予測され，第四次産業として位置づけられている．

わが国の総人口に占める労働力人口の割合は約50%であり，労働力人口の男女比はほぼ3：2である．15歳以上の人口に対する労働力人口の割合を，労働力人口比率または労働力率といい，最近は60%台を示しており，経年的にみると男子は70%台で減少傾向がみられ，女子は50%弱である（付表12）．

近年，非正規労働者の割合が増加し，2003年には30%に達しその後も次第に増加を続けている．雇用の不安定さや正規・非正規労働者の間の処遇の格差に対する不満が大きくなり，経済効率を求める使用者側との解離がみられる．これからの社会のあり方にも係わる大きな問題となっている．

（2）体力と労働強度

体力は一般に身体的要素と精神的要素に区分され，さらに各々の要素は防衛体力，行動体力に細分される（表6-1）．身体的な防衛体力は形態的には，心臓や肝臓などの各器官や組織の構造であり，機能面では体温調節や免疫などに関係する．精神的要素の場合には，性格，知力などが関連し，積極的に仕事をしていく行動力や精神的ストレスに対する抵抗性などが含まれる．労働の場合にはこのよ

うな基本的体力を基にして，職業的な体力が要求される．作業によっては敏捷性や巧緻性がより要求され，高所作業には平衡機能の劣った人や高所恐怖症の人には危険性が伴う．高温や低温の労働環境の場合には温熱的耐性が要求される．

労働負荷の強さを示す指標として，しばしば心拍数やエネルギー代謝量が用いられる．このような場合にも労働強度を消費エネルギー量そのままではなく指数として示す場合が多い．運動や労働時の酸素摂取量が個人の最大酸素摂取量（$\dot{V}O_2max$）の何％に当たるかで活動強度を表す場合もある．わが国では筋労作による労働強度の指標として，基礎代謝を基準として次式に示すエネルギー代謝率 RMR（Relative Metabolic Rate）が多く用いられる．

$$RMR = \frac{（作業時エネルギー）-（安静時エネルギー）}{基礎代謝エネルギー}$$

エネルギー代謝量は，労働の程度ばかりでなく，年齢，性，体格，季節によっても異なり，上式のように労働によるエネルギーの増加分を各個人の基礎代謝量で補正し，他の関係因子の影響を少なくし，労働強度を評価している．

RMRによる労働強度の区分では，RMR1未満は軽い労作，1.0〜1.9は普通労作，2.0〜3.9はやや重い労作となる．RMR4以上は重労作となり，エネルギー代謝は経時的に増加傾向を示し，定常状態が得られず非定常状態となる．ハンマー打ち作業のRMRは20にもなる．全力で車押しした場合のRMRは10，荒のこ引きが5，コンクリートみがきが2，自動車運転で1程度である．キーパンチ作業や記帳などの事務作業，座位での機器監視作業では0.5程度である．最近の作業内容は肉体的作業の割合が少なく，精神的作業の比重が増している．各作業の労働負担を筋労作の程度を示すエネルギー代謝のみによって労働負担を判定するのには無理があり，精神的労働に対する労働負担の測定法や客観的評価法が重要である．

産業構造の変革に伴い職場のメンタルヘルスケアが重要となっている．従来の狭義の精神衛生対策のみにとどまらず，職場全体の心の健康度を高め，機械に人が動かされるのではなく職場の人間化が必要とされる．これらのためにも精神面からみた体力の測定や評価および対処が重要となる．

高齢社会にあって中高年労働者の対策も必要である．身体的には加齢に伴って身体諸機能に変化が生じ，就業面で考慮しなければならない．

表6−2 労働環境要因と健康障害

要因・因子（例）	健康障害
物理的要因	
温熱条件（異常温湿度，気流，輻射熱）	熱中症，凍傷，低体温症
異常気圧（高圧，低圧）	潜函病，高山病
騒音	騒音性難聴，音響性外傷
振動（全身振動，局所振動）	動揺病，白ろう病
非電離放射線（赤外線，紫外線，マイクロ波，レーザー光線）	眼疾患，皮膚障害
電離放射線（X線，γ線，α線，β線，中性子線）	白内障，白血病，皮膚癌
化学的要因	
粉じん（珪酸，石綿，ベリリウム）	じん肺症，皮膚障害
有害ガス（一酸化炭素，亜硫酸ガス，塩素ガス）	呼吸器障害
酸素欠乏	酸素欠乏症
有機溶剤（トルエン，キシレン，ノルマルヘキサン）	有機溶剤中毒，皮膚障害
金属類（水銀，カドミウム，鉛）	金属中毒，職業癌，皮膚障害
生物学的要因	
病原微生物（ウイルス，細菌，リケッチア）	感染症（ウイルス性肝炎，つつが虫病）
衛生害虫（ダニ，シラミ）	皮膚障害
有機粉じん（花粉，木材）	アレルギー性疾患
作業態様要因	
人間工学的因子（重量物，作業姿勢，オートメーション化）	腰痛症，鼠径ヘルニア，脊椎弯曲症，腱鞘炎，頸肩腕障害，不眠症，心因性疾患
時間的因子（交替制勤務，深夜業）	
社会的要因	
通勤条件，住居条件，家庭環境，経済的条件（単身赴任，出稼ぎ，通勤時間）	神経症，慢性疲労，運動不足症，心因性疾患，自律神経失調症

（3）職業病と衛生管理

　職業病は特異的職業病と非特異的職業病とに区分される．特異的職業病は，放射線や石綿などを扱う特定の職場や職種における有害な作業因子が原因となって発生する疾患である．それらの要因は物理的，化学的，生物学的要因に大別される従来からの狭義の職業病である（表6−2）．一方，過重労働や作業方法，社会環境条件の不適により，労働者が身体や精神を消耗させ，身体の抵抗力の低下を起こし，健康障害を起こす場合もある．これらは職種によらず，どの職場においても発症する可能性があり，非特異的職業病とよばれる．交替制勤務は日内リズム（概日リズム，サーカディアンリズム）の変調をひき起こし，夜勤や残業など

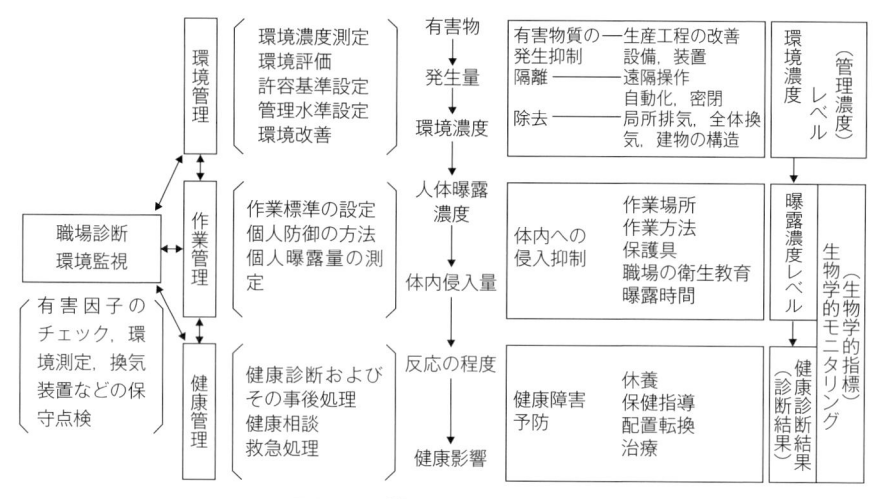

図6-1 職場における衛生管理

の場合には通勤条件や住宅，家庭環境も影響してくる．第三次産業の増加に伴って，深夜勤務や交替勤務制にかかわる不眠症，心因性疾患などの健康問題が増加している．

職場の衛生管理において，環境管理，作業管理，健康管理が基本であり，3管理と言われる．これらを有機的に関連させ職場巡視を行ない，問題点を見つけだし，職場の衛生委員会などで解決していくことが重要である．労働安全衛生法では，ある規模以上の職場においては，総括安全衛生管理者，産業医，衛生管理者，作業主任者を置き，衛生委員会をつくり，衛生管理にあたることとなっている．

1) 環境管理

労働環境は有害物が一定の許容濃度をこえず，作業条件が基準に合うのみでなく，労働者が快適に作業できる環境でなければならない．労働環境にはいろいろの要因・因子がある（表6-2）．これらの中から健康障害を起こす因子を除き，労働環境を良好な状態に保つことは，職場の衛生管理にとって基本的な事柄である（図6-1）．このためには作業環境の測定を行ない，それに基づき作業環境評価を行ない，必要な場合には労働環境の改善を行なわれなければならない．

職場における環境管理では次のような許容値，閾値が多く用いられる．
①時間荷重平均，②天井値，③短時間曝露限界値．

天井値とは物質の有毒性が高く，たとえ瞬間的であっても超えてはならない限界値である．日本における許容値は基本的には，健康な労働者が有害物に連日曝露される場合にも健康障害を起こさない値としており時間荷重平均値が用いられる．一般的には労働時間内における有害物質の濃度レベルにその持続時間を乗じ，労働時間について加算し平均したのが時間荷重平均値である．短時間曝露限界値は急性作用も認められるような有害物質について，短時間における限界値として時間荷重平均値を補足する意味で用いられる．
　作業環境には多種の有害物質が併存する場合もあり，それら物質間で相互に相加的，相乗的または拮抗的に作用する場合もある．また，温度や気圧などの異なった環境条件において影響が異なることも考慮すべきである．近年は中高年者，女子労働者が増加している．有害性の感受性は個人により異なるので，許容値を適用する場合に注意しなければならない．

2）作業管理

　作業管理は，職業病予防の立場から作業方法，作業姿勢，作業時間など作業自体を管理し，作業環境の悪化と労働者への影響を少なくすることを目的としている．管理内容としては，①作業ごとに作業姿勢，手順，負荷などを検討し，作業態様の面から健康障害の発生の防止，②労働者の個人的作業負荷の軽減，③環境を悪化させない作業方法の確立，④保護具などによる有害物質の防御，⑤個人サンプラーや生物学的モニタリングなどによる個人曝露量の測定などが行なわれる．

3）健康管理

　健康管理とは健康診断などによって健康障害の早期発見に努め，環境管理や作業管理の状況とも考えあわせ，職場における健康障害の原因を見つけ，取り除くことである．
　日本では労働基準法の制定後〔昭和22（1947）年〕より，従業員50人以上〔昭和41（1966）～昭和46（1971）年の間には30人以上〕の場合，事業者は定期健康診断の結果を所轄の労働基準監督署長に報告するよう義務づけられている．定期健康診断は職業病のみを対象とするのではなく，中高年労働者における生活習慣病の予防にも有効である．
　じん肺症や職業癌の場合には，就業期間に曝露された有害因子の影響が離職後に現れ，症状の悪化することがある．このようなことから発がん物質や粉じんな

表6-3 空気中の有害物質の分類と性状

状態	分類	状態	性状	例
気体物質	ガス	気体	常温,常圧（25℃,1気圧）で気体（臨界温度が25℃以下）のもの	塩素,塩化ビニル,シアン化水素,臭化メチル,フッ化水素,硫化水素,アンモニア,一酸化炭素,塩化水素,二酸化硫黄,ホスゲン,ホルムアルデヒド
気体物質	蒸気	気体	常温,常圧（25℃,1気圧）で液体または固体（臨界温度が25℃以上）の物質が蒸気圧に応じて揮発または昇華して気体となっているもの	ポリ塩素化ビフェニル（PCB）,ベンゾトリクロリド,アクリロニトリル,アルキル水銀,エチレンイミン,クロロメチルエーテル,コールタール,水銀,トリレンジイソシアネート,ニッケルカルボニル,ニトログリコール,β-プロピオラクトン,ヨウ化メチル,硫酸ジメチル,フェノール,アセトン,三塩化エチレン,四塩化エチレン,トルエン,二硫化炭素
粒子状物質	ミスト	液体	液体の微細な粒子が空気中に浮遊しているもの（粒径5〜100μm程度）	ポリ塩素化ビフェニル（PCB）,クロム酸,コールタール,シアン化物,硫酸ジメチル,硝酸,硫酸
粒子状物質	粉じん（ダスト）	固体	固体有害物に研磨,切削,粉砕などの機械的な作用を加えて発生した固体微粒子が空気中に浮遊しているもの（粒径1〜150μm程度）	ジクロルベンジジン,オルト-トリジン,フッ化ベリリウム,アクリルアミド,石綿,硫化カドミウム,無水クロム酸,五酸化バナジウム,二酸化マンガンなど
粒子状物質	ヒューム	固体	気体（たとえば金属の蒸気）が空気中で凝固,化学変化を起こし,固体の微粒子となって空気中に浮遊しているもの（粒径0.1〜1μm程度）	溶融金属の表面から発生する酸化物,たとえば酸化鉛,酸化カドミウム,酸化ベリリウム,五酸化バナジウムなど,コールタール

ど特定物質に，ある期間曝露された労働者は離職時または離職後に，都道府県の労働基準局長より，健康管理手帳の交付を受け，指定の医療機関において公費で健康診断を受けることができるようになっている．

(4) 有害物の吸収と排泄

産業現場では，有害物は，ガス，ミスト，粉じん，ヒューム，蒸気として空気中に存在することが多く（表6-3），主として呼吸器から体内に侵入する．体内へ吸収された有害物質は，それぞれの化学的・物理的性質により臓器に分布，蓄積，排泄される（図6-2）．呼吸器からの侵入は，①肝臓の解毒作用を受けない，

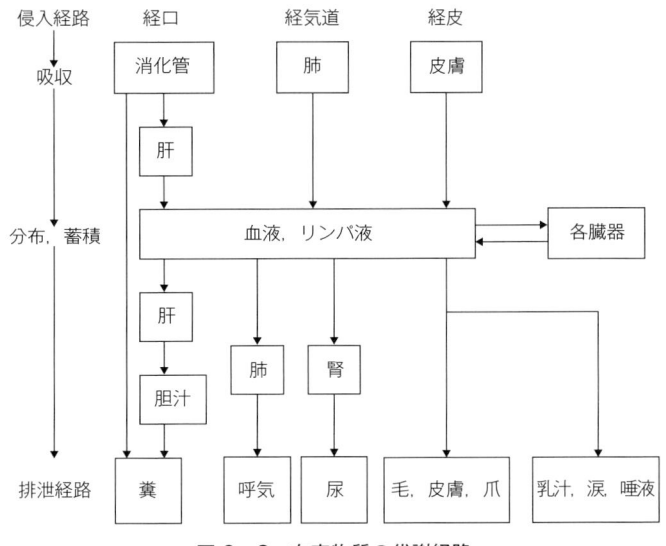

図6-2 有害物質の代謝経路

②吸収率が高いなどのため,経口的侵入より有毒性が強い.また水溶性のガス体ほど上気道で補捉されやすく,非水溶性のものは,終末気道や肺胞に達し,その部位を障害する.粉じんでは $0.1\mu m$ 以下のものが気道深部まで入りやすく影響が強い.皮膚からは脂溶性物質が吸収されやすい.

　吸収量と排泄量の差が体内蓄積量である.ある有害物質によって障害されやすい臓器を標的臓器(臨界臓器)とよび,標的臓器に異常発現を生じる最小蓄積量を臨界濃度という.有害物質の蓄積性は生物学的半減期で表され,これが長いほど蓄積性は大である.排泄は消化管,呼吸器,腎尿路系,皮膚などにより行なわれる.

(5) 量-反応関係,量-影響関係

　ある物質の量を増加させながら,ある生物集団に与えたときその影響の発現頻度の変化を量-反応関係という.また,ある個人または集団に同一物質の量を増加させて与えたときの反応の強さの変化を量-影響関係という.いずれも許容濃度を設定するために重要である.これらの環境における量として,最も望ましいのは,標的臓器における物質濃度や量であるが,この量は測定不可能なことが多く,通常は曝露量(空気中の化学物質濃度)や吸収量(血液や尿中の化学物質お

よび代謝物質の量)が用いられる.反応としては,ホメオスターシス(生体の恒常性)をはずれた段階の指標を用いて,健康に悪影響のないレベルで規制することが行なわれる.

2. 作業態様と健康障害

産業職場ではエレクトロニクスを中心としたオートメーション化に伴って,作業の態様が肉体作業から精神・神経作業へと変化してきた.そのため,単調で反復性の手指作業や精神的緊張を要する作業がしだいに増加しており,また生活習慣の変化に伴って身体を動かすことも少なくなり,体力低下や運動不足と関連して頸肩腕障害,腰痛症およびVDT作業による健康障害などが問題になってきている.

(1) 頸肩腕障害

首から手指にかけての全体または一部に痛み,こり,だるさ,しびれなどの自覚症状を生じ,症状の進行に伴って筋肉硬結,圧痛さらには炎症などの他覚症状を呈する.日本産業衛生学会頸肩腕障害研究会の病像分類を**表6-4**に示す.この障害はキーパンチャー,タイピスト,ピアニスト,レジ係,電話交換手,筆耕者,速記などのように指先や上腕を定位に保持して過度の反復作業を行なう職種に発症しやすい.

予防としては,作業条件として連続作業時間や1日総作業時間の適正化や作業姿勢への人間工学的配慮が必要である.また,温度,照明,騒音などの環境要因や作業者の体力,作業能力,人間関係,雇用関係などといった個人要因や社会要因の改善を図ることも大切である.

(2) 腰痛症

職業性腰痛症には打撲などの外力によって急性に起こる場合と慢性的な筋の疲労に伴って腰部の筋肉痛が起こる場合がある.腰痛症はわが国の業務上疾病の約3分の1を占めている.この腰痛症の特徴を示したのが**表6-5**である.急性に起こる腰痛症は重量物の取り扱いや不自然な作業姿勢が原因となることが多く,椎間板ヘルニア,脊椎分離症,腰椎変形症,腰椎骨折などのように体幹部の椎間板,骨,関節,靱帯などの障害を引き起こす.この障害の発生は港湾・航空労働や建設業,運輸業,機械製造業などで多い.また,慢性に起こる腰痛症は長時間

表6-4 頸肩腕症候群の病像分類

I度：必ずしも頸肩腕に限定されない自覚症状が主で，顕著な他覚的所見が認められない．
II度：I度の症状に，筋硬結，筋圧痛などの所見が加わる．
III度：II度の症状に次の所見のいくつかが加わる．
　　　（イ）筋硬結・筋圧痛などの増強または範囲の拡大，（ロ）神経テストの陽性，（ハ）知覚異常，（ニ）筋力低下，（ホ）脊椎棘突起の叩打痛，（ヘ）傍脊柱部の圧痛，（ト）神経枝の圧痛，（チ）手指，眼瞼の振戦，（リ）頸，肩，手指などの運動障害，（ヌ）末梢循環機能の低下，（ル）訴えがきわめて強くなる
IV度：a．III度の所見が多数認められる．知覚障害の範囲の拡大，筋力低下の増強，神経テストの陽性率の増加など．
　　　b．必ずしもIII度を経てではなく，直接I～II度からでも特徴ある病像が認められる．
　　　　① 器質的障害（腱鞘炎，腱炎，腱周囲炎，腱間結合の独立伸展障害など）
　　　　② 整形外科的頸肩腕症候群の症状がそろったもの
　　　　③ 自律神経失調（レイノー現象，うっ血，平衡障害，心臓神経症など）
　　　　④ 精神症状を呈するもの（情緒不安定，集中困難，睡眠障害，思考力低下，うつ状態，ヒステリー症状など）
V度：IV度の所見が強くなり，作業のみならず，日常生活にも著明な障害を及ぼす．

（日本産業衛生学会，頸肩腕障害研究会：産業医学，18：1976）

表6-5 腰痛症の特徴

1）鈍痛が腰仙移行部を中心として感じられ，左右差のあることもある．
2）中腰，座位，同一姿勢を続けると疼痛は増強する．
3）時に後屈制限が認められるが，一般に脊椎の可動性は良好である．
4）姿勢の病的な異常はない．
5）ラセーグ徴候，神経学的症状はない．
6）他覚的な唯一の陽性所見は圧痛である．症状が比較的に軽い場合には第5腰椎と仙椎の棘突起間に認められることが多い．症状が強くなると片側あるいは両側の腸腰靱帯部，すなわち第5腰椎棘突起と腸骨稜後部の間に圧痛が出現する．さらに症状が強くなると仙腸関節や背筋，臀筋に圧痛が認められるようになり，筋肉中にミオゲローゼとよばれる硬結をふれることがある．

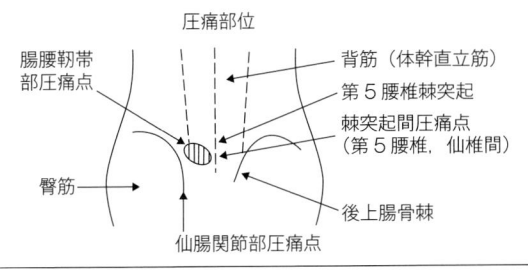

圧痛部位
腸腰靱帯部圧痛点
背筋（体幹直立筋）
第5腰椎棘突起
棘突起間圧痛点（第5腰椎，仙椎間）
臀筋
後上腸骨棘
仙腸関節部圧痛点

（古澤清吉：労働の科学，30（4）：1975）

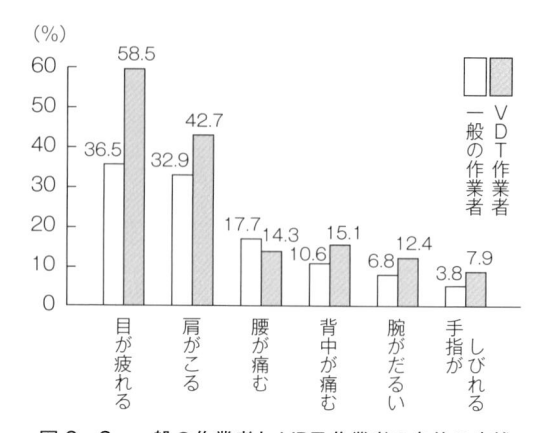

図6-3 一般の作業者とVDT作業者の身体の症状

目が疲れる: 一般の作業者 36.5％, VDT作業者 58.5％
肩がこる: 32.9％, 42.7％
腰が痛む: 17.7％, 14.3％
背中が痛む: 10.6％, 15.1％
腕がだるい: 6.8％, 12.4％
手指がしびれる: 3.8％, 7.9％

製造業,金融・保険業など約6,000事業所,約2万人を対象として行なった「技術革新と労働に関する調査」結果より.

にわたる不自然な中腰作業や座位作業などで腰背部に筋肉痛を引き起こし,製造業,運輸業に比較的多くみられる.

この予防としては,重量物の取り扱い時における重量の制限,作業姿勢や作業時間の適正化を図るとともに,作業者の適正配置や腰痛体操および日ごろの体力増進を図ることが望ましい.

(3) VDT作業による障害

VDT(video display terminal)作業はワープロ,パソコンに代表されるようにキーボードとCRTまたは液晶ディスプレイ画面をもった端末機を使用する作業を指し,サービス業における予約・発券などの窓口業務,印刷・出版業における原稿の入力,編集,版下作成などの業務,コンピュータソフトウェアの研究開発業務や設計製図業務(CAD)などさまざまな分野で多用化傾向にある.テレビゲームも一種のVDTとみなせば,職場のみならず一般家庭内でもかなり普及している.それに伴い,VDT作業による障害がしだいに問題化してきている.この障害は主として単調な連続的手指作業に起因する頸肩腕障害や腰痛とディスプレイの注視に起因する視覚障害が複合したものである.すなわち,眼精疲労や頸肩腕疲労から始まり,自律神経症状として呼吸器・循環器・消化器系の障害を呈することもある.

そのほかにOA不適応症とよばれる大量飲酒，顔面紅斑などの皮膚症状，生殖の異常などの報告もある．一般の作業者とVDT作業者における身体諸症状の発現率に関する調査結果を図6-3に示す．VDT作業による健康障害を予防するには，作業管理面からは作業の編成や作業時間の適正化を図ったり，機器管理面からはVDT自体の人間工学的な設計，配置や快適な作業環境の整備を図るなど配慮すべき多くの課題がある．さらに，作業者自身も定期的に健康診断を受けたり，職場内外での体操，スポーツなどを積極的に行なうように心がけることが必要である．

3．産業疲労

疲労は労働や運動の結果，生理的，心理的に生体機能が変化し，活動の機能が低下してくる現象である．疲労を特定の生理機能の変化として定量することは困難であるが，生体機能の変化の結果として生じる作業能率の低下や疲労感としてとらえることができる．

疲労はその起こり方によって，急性疲労，亜急性疲労，日周性疲労，慢性疲労などに分類される（表6-6）．急性・亜急性疲労は作業内容によって異なるが，おおよそ10分〜1時間の連続作業およびその反復によって引き起こされ，休息が挿入されない限り疲労の状態は悪化する．これは，動的な筋作業ばかりでなく，無理な姿勢保持を強いられる静的筋作業やタイプ，VDT作業などの軽速度作業，眼精疲労がみられる検査作業において発現する．

日周性疲労はサーカディアンリズムの中で発現し，睡眠によって回復する．夜勤や残業など1日の労働が過重の場合の疲労が典型であり，急性・亜急性疲労の蓄積によって重複される．

1日の疲労が睡眠で回復せずに翌日に持ちこされ，その蓄積により全身的な過労状態に陥った場合，慢性疲労となる．この場合，通常の生活周期のなかでは容易には回復せず，欠勤の増加や健康障害につながる．

（1）産業疲労の原因

産業疲労の発現要因には大別して，作業条件，労働時間，休養（休息，休暇），個人的素因があげられる（表6-7）．作業条件としては作業の内容と方法，作業密度（過大でも過少でも疲労は増大する），物理・化学的作業環境（温度，湿度，

表 6-6 疲労徴候の現れ方

分類	発生経過	主要因	休息・休養パターン	自覚	特徴	特徴例
1) 急性疲労	数分～数十分の一連続作業による過大負荷	作業姿勢不良 作業動作不良 作業方式不適 作業密度過大	自発休息 離脱行動 小休止	促迫感 苦痛 へばり	主動器官の機能不全 中枢性制御の不良 代謝物などによる回復遅延	筋痛と筋電図変化 心拍・呼吸の"定常状態"の破壊 エラーの急増
2) 亜急性疲労	十数分～数時間の反復作業による漸進性の不適応	(上記のほか) 休息不適切 作業密度過小 心理的環境	作業中断 作業転換 休憩	固定症状 意欲減退 へばり	主動器官の機能不全 覚醒水準の低下 パフォーマンス全体の回復遅れ	持続性筋痛 一斉動作の乱れ 眼精疲労 監視能力低下
3) 日周性疲労	一労働日～翌日にわたる生活サイクルの不調	総合負担 労働時間構成 睡眠不足 生活リズム不規則	職場離脱 休養と余暇 睡眠・栄養	だるさ・眠け いらいら感 違和症状	脳賦活作用減弱による意識レベル低下 集中・情報処理不全 自律神経失調と神経症傾向	発汗過多 作業能率低下 睡眠障害 身体違和感
4) 慢性疲労	数日～数カ月の生活中に蓄積的に作用する過大労働	繁忙・連勤 過緊張 休養阻害 生活不整	職場の転換 休養と余暇 保養・睡眠	易疲労感 無気力 不定愁訴	作業能力の低下 休調不良 情意不安・不眠など	腰痛・頸肩腕障害 慢性的睡眠不足 筋力低下 マネージャー病

表6-7 産業疲労の要因

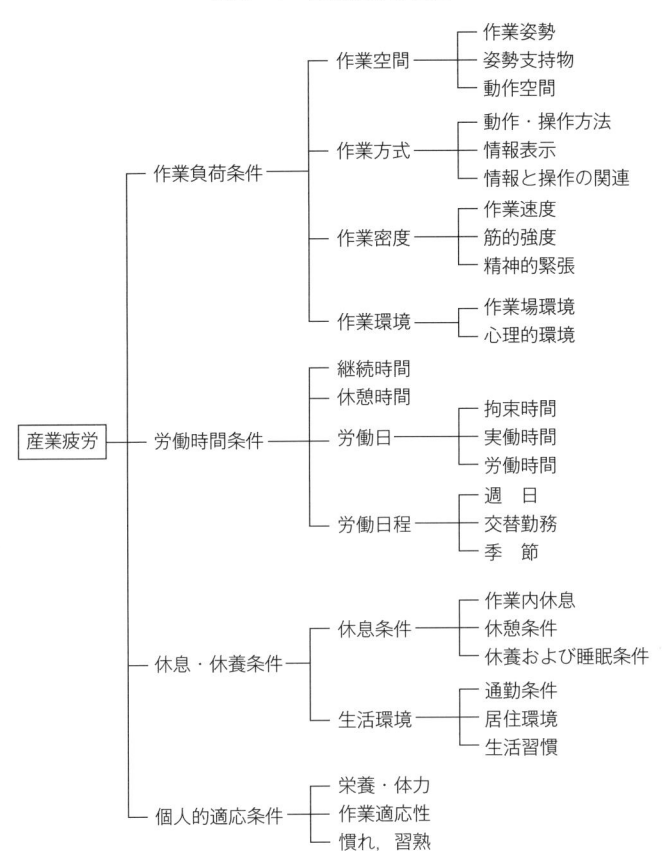

- 産業疲労
  - 作業負荷条件
    - 作業空間
      - 作業姿勢
      - 姿勢支持物
      - 動作空間
    - 作業方式
      - 動作・操作方法
      - 情報表示
      - 情報と操作の関連
    - 作業密度
      - 作業速度
      - 筋的強度
      - 精神的緊張
    - 作業環境
      - 作業場環境
      - 心理的環境
  - 労働時間条件
    - 継続時間
    - 休憩時間
    - 労働日
      - 拘束時間
      - 実働時間
      - 労働時間
    - 労働日程
      - 週　日
      - 交替勤務
      - 季　節
  - 休息・休養条件
    - 休息条件
      - 作業内休息
      - 休憩条件
      - 休養および睡眠条件
    - 生活環境
      - 通勤条件
      - 居住環境
      - 生活習慣
  - 個人的適応条件
    - 栄養・体力
    - 作業適応性
    - 慣れ，習熟

換気，照明，騒音，振動，粉じん，有害ガスなど），人的環境（職場の雰囲気）が問題となる．労働時間の条件としては，一連続作業時間，1日の労働時間，長期の労働日程が問題となり，休息・休養の条件と密接な関連をもつ．休養の条件としては，作業中に挿入される自発休息や小休止，労働と休養の時間的配分が重要となるが，休憩や私生活時間の過ごし方，すなわち，余暇の質，家庭休養や睡眠の質も問題となる．個人的素因として性，年齢，経験と習熟，体力と栄養状態，心身の健康状態などがあり，これらが要求される労働水準と一致しなくてはならない．

表6-8 おもな疲労の測定方法

1）呼吸機能測定	ホ）視覚（視力，動体視力，その他）
イ）呼吸数	ヘ）聴覚（聴力，弁別力，その他）
ロ）呼気量の瞬時値	ト）触覚（認知閾値，弁別閾値）
ハ）呼吸量の時間経過	チ）反射閾値
ニ）呼気中の酸素，二酸化炭素濃度	リ）注意力，集中力
ホ）エネルギー代謝	ヌ）二重課題
2）循環機能測定	6）生化学的測定
イ）心拍数（心電図またはプレティスモグラム）	イ）血液
ロ）血圧（収縮期，拡張期，脈圧）	ロ）汗，尿
3）自律神経機能測定	ハ）唾液
イ）皮膚電気反射（精神電流現象）	ニ）副腎皮質機能（17-OHCS，その他）
ロ）体温	7）自覚症状測定
4）運動機能測定	イ）自覚症状調査
イ）筋力，体力	ロ）自覚疲労度
ロ）タッピング（敏捷性）	8）他覚的疲労測定
ハ）筋電図	イ）作業者の表情と態度
5）精神・神経機能測定	ロ）作業姿勢
イ）フリッカー値	ハ）動作の運動軌跡（サイクルグラム）
ロ）反応時間（選択反応，単純反応）	ニ）単位動作の所要時間（サイクル時間）
ハ）眼球運動	ホ）量的出力（作業量）
ニ）脳波	ヘ）質的出力（できばえ或いは作業ミス）

（2）疲労判定方法

　疲労は経験的には誰もがよく知っている現象である．疲労の際には，まず主観的には疲労感が起こるとともに，客観的には生理的機能の変化，生体物質の変化が現れ，作業能率の低下がみられる．

　しかし，疲労の本態は今日でも十分には明らかにされていない．したがって，ある一つの検査法で疲労の全体像，すなわち疲労の有無やその程度を測定できるといった方法は存在しない．疲労そのものは，直接測定して一つの数値で表せるものではなく，各種の検査法を用いて測定したそれぞれの結果を総合して判定すべきものと考えられている．

　疲労判定の資料となる疲労検査法には，表6-8のように自覚症状による主観的疲労調査法，血液・尿などの変化をみる生化学的検査法，各種生理機能検査法，感覚機能検査法，心理機能検査法など，疲労によって変化する広範囲な生体現象が含まれる．表6-9は日本産業衛生学会産業疲労研究会による「自覚症状しらべ」

表6-9　疲労の自覚症状調査表

```
No. _____          自 覚 症 状 し ら べ
なまえ _____

                   午前
   年   月   日   午後____時____分頃記入   今日の勤務_____

いまのあなたの状態について，おききします．

つぎのようなことが ┌あったら　　○┐ のいずれかを，かならずつけて下さい．
                    └ない場合には×┘
```

I	II	III
頭がおもい	考えがまとまらない	頭がいたい
全身がだるい	話をするのがいやになる	肩がこる
足がだるい	いらいらする	腰がいたい
あくびがでる	気がちる	いき苦しい
頭がぼんやりする	物事に熱心になれない	口がかわく
ねむい	ちょっとしたことが思いだせない	声がかすれる
目がつかれる	することに間違いが多くなる	めまいがする
動作がぎごちない	物事が気にかかる	まぶたや筋肉がピクピクする
足もとがたよりない	きちんとしていられない	手足がふるえる
横になりたい	根気がなくなる	気分がわるい

である．

　調査表は，3群それぞれ10ずつの代表的な訴えを上げ，その有無を記入させるようになっている．なお，I群：ねむけとだるさ，II群：注意集中の困難，III群：局在した身体違和感をそれぞれ示すものと考えられている．

（3）産業疲労の防止対策

　産業疲労は労働によって発生し，休息によって回復する．したがって，労働負

表6-10 配慮すべき作業条件

作業空間：作業姿勢（姿勢の自然さ，交替）
作業姿勢の支持（床，椅子，脚空間など）
作業面・作業台（高さと配置）
操作具（配置，操作力，判別しやすさ）
道具（配置，扱いやすさ）
作業方式：動作形式（円滑さ，ゆとり時間，局所負荷）
情報表示（わかりやすさ，密度，感覚負荷）
情報の流れ（頻度，正確さ，操作との関連性）
作業の共同
身体的強度
作業の規制度，緊張度および単調さ
作業環境：換気，温熱，照明，色彩，騒音，振動，その他の有害環境

荷がなくなることがない以上，過労の防止のためにはその原因となる作業条件や労働時間の改善を図るとともに，十分な休息，休養をとることにより，労働と休息のバランスをとる必要がある．

疲労対策上考慮すべき条件を以下に示す．

（a）過重な労働を課さぬこと：業種，速さ，労働時間が労働者の能力（性，年齢，習熟度などによって異なる）を超えないこと．

（b）作業条件の改善：作業内容に合った適切な作業方法，作業環境の確立（表6-10）．

（c）労働時間の調整：定労働時間の短縮，残業の規制，休日の増加，交替勤務・夜勤体制の改善，一連続作業時間と休息配分の適正化．

（d）休息・休憩時間の確保と有効利用：前記の休憩配分の適正化のほかに，昼食時の安静休養，気分転換のための軽運動の励行（作業時と違う筋群の動作），碁，将棋，読書，音楽鑑賞などによる精神的な気分転換，十分な睡眠．

（e）疲労発生状況の把握と対処：衛生管理スタッフは労働者の疲労徴候を常に把握し，（a）～（d）の要件において問題点が指摘された場合は速やかにこれを改善する．

（f）疲労回復のための措置：前記の気分転換やレクリエーションの励行，入浴やマッサージの励行，ビタミン剤などの疲労回復剤の摂取，コーヒー，茶，酒などの適量の摂取．

4．職場不適応

職場不適応とは，職業，職場，従業者個人に何らかの問題があって，個人が職業や職場に適応できなくなり，疲労の訴え，自律神経失調，各種の心身症の発症，やがて私生活にも不満を抱く一連の状態が現れることをいう．

職場不適応が発現する背景には，社会状況，職場のシステム，個人の特性の3要因があげられる．

1）社会状況
社会状況はOA化，ロボット化など企業システムに直接影響し，職場－個人の適応に大きな変化をきたす．

2）職場のシステム
個人が役割を果たす過程で，個人に影響を及ぼすおもな職場要因として，①労働条件（作業内容，作業量など），②職場環境（対人関係，物理的作業環境など），がある．

快適な作業環境はもとより，職場の期待に個人が対応できるシステムが大切である．そのためには，仕事に対して個人が意味をもてるような適材適所の配置や，良好な人間関係を保てる人事管理が重要となる．人間関係は最も重要なストレス源であるが，職場適応を支えるのもまた人間関係である．

3）個人の特性
職場不適応にかかわりをもつ特性として，性，年齢，性格，知能，学歴，生活習慣，身体的条件がある．

職場不適応を起こす性格の特徴として次の点が指摘される．①自己不確実性，②抑うつ性，③執着性，④神経質，⑤こり症などであり，うつ病になりやすい性格特徴がある．

いずれも仕事熱心，几帳面，正義感が強いという長所となりうるが，条件しだいで不適応を起こしやすい性格であり，適正な職場の選択が必要となる．

職場不適応は国際的に問題になっており，3つのAがあるといわれている．その1つはアルコール（alcoholism）の問題であり，中年男性の多い職場に多くみられる．次は無断欠勤（absenteeism）であり，若い女性の職場に多くみられる．3つめは事故頻発（accident repeater）であり，若年者に多くみられる精神的要因によるもので，中年になると消失する場合が多いとされている．

5．産業災害

（1）産業災害の疫学
1）発生状況

わが国の労働災害による死傷者数は1961（昭和36）年をピークに減少傾向にある．1975（昭和50）年を境に若干増加したものの，1979（昭和54）年から再び減少しており，1996（平成8）年にはピーク時の4割程度となっている．付表13に示すように，最近では交通災害が経年的に増加し労働災害による被害は交通災害による被害より少なくなっているが，さらに減少させる努力が求められている．

図6-4に1973（昭和48）年以降の全産業における死傷者数の推移を示す．休業4日以上の死傷者数は1978（昭和58）年以降漸減しており，2007（平成19）年には121,356人とピーク時の3割近くまで下がっている．死亡者数は1,357人で，低下傾向がみられる．

労働災害の産業業種別発生状況は図6-5のごとく，死亡者数は建設業，製造業，陸上貨物運送事業の順に高く，3業種で全体の55％以上を占めている．また，死傷者数においてもこの3業種で65％以上を占めている．度数率は死傷者数を労働時間で割り算をし，労働災害の頻度を示すものであり，表6-11のごとく，一般貨物自動車運送業，港湾運送業で高い．長期的には各業種で減少傾向がみられる．

死傷災害発生状況を事業所規模別にみると，30人未満の事業場で全体の50％以上の災害が発生しており，事業場の規模が大きくなると死傷者数は少ない傾向がみられる（図6-6）．

（2）労働災害の発生要因

労働災害とは労働安全衛生法によって「労働者の就業に係わる建設物，設備，原材料，ガス，蒸気・粉じん等により，または作業行動その他業務に起因して，労働者が負傷し，疾病にかかり，または死亡することをいう」と定義されている．この定義からも明らかなように，労働災害の発生要因は機械，システム，作業環境の不備などの物的要因と管理，運営，操作ミスなどの人的要因に大別される．ただし，物的要因といっても，それを生み出す原因は設計者や製作者らの人的エラーによると考えられるが，生産の現場における災害に限れば，物的，人的の区別は対策を考えるうえで重要である．

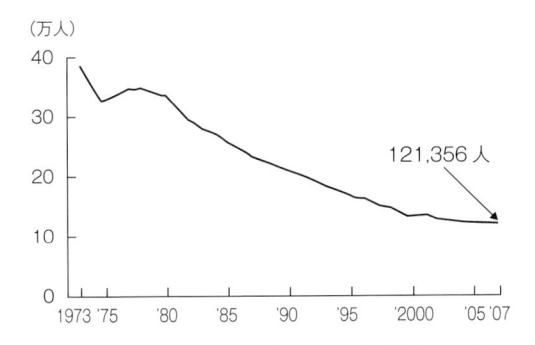

図6-4 労働災害による死傷者の推移（休業4日以上）
（厚生労働省：労災保険給付データ及び労働者死傷病報告）

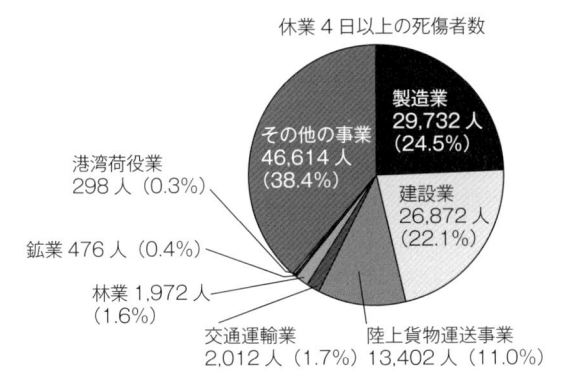

図6-5 業種別死傷災害発生状況（2006年）

休業4日以上の死傷者数
- 製造業 29,732人（24.5%）
- 建設業 26,872人（22.1%）
- 陸上貨物運送事業 13,402人（11.0%）
- 交通運輸業 2,012人（1.7%）
- 林業 1,972人（1.6%）
- 鉱業 476人（0.4%）
- 港湾荷役業 298人（0.3%）
- その他の事業 46,614人（38.4%）

注：陸上貨物運送事業とは道路貨物運送業及び陸上貨物取扱業をいう．
（厚生労働省：死亡災害報告「労災保険給付データ」）

　両者のうちで基本的な要因となるのは，物的諸条件である．不安全な機械や作業環境のもとにおける事故の防止は労働者の注意力に委ねられ，いつか，だれかが災害を起こすことになる．安全対策の基本は作業者の不注意，ミス，不安全行動が起こっても事故や災害に結びつかないフェイルセイフ・システムの導入や環境の改善，危険な物的諸条件の排除にあることはいうまでもない．
　人的な不安全要因は多岐にわたるが，作業行動の過程からみると，①情報が正しく認知されなかった場合，②認知はしたが正しい判断ができなかった場合，③適切に対処ができなかった場合などにミスが生じる．これらのミスの多くは作業

表6-11　業種別労働災害の度数率の推移

	鉱業	林業	港湾運送業	一般貨物自動車運送業	建設業	製造業
昭61年 ('86)	8.23	13.87	7.20	5.39	2.87	1.60
62 ('87)	5.61	13.39	6.95	5.46	2.55	1.49
63 ('88)	5.84	11.68	5.74	5.16	1.96	1.36
平元 ('89)	4.24	11.45	4.26	5.41	2.39	1.35
2 ('90)	2.14	11.10	4.55	4.33	1.76	1.30
3 ('91)	2.41	8.45	3.96	4.50	2.27	1.33
4 ('92)	2.75	9.97	4.12	4.08	1.97	1.32
5 ('93)	2.45	9.05	3.55	3.59	1.36	1.24
6 ('94)	1.76	10.07	3.70	3.27	2.40	1.26
7 ('95)	2.14	9.99	3.45	4.52	2.25	1.19
8 ('96)	2.57	6.90	3.88	3.79	1.25	1.18
9 ('97)	1.74	7.61	3.50	3.30	1.11	1.10
17 ('05)	1.84	—	2.60	3.49	0.97	1.01
18 ('06)	1.27	—	2.27	2.74	1.55	1.02

注：度数率 = $\dfrac{労働災害による死傷者数}{延労働時間数} \times 1{,}000{,}000$

（厚生労働省：労働災害動向調査）

条件の見直しや作業環境の改善によってなくすことが可能であるが，作業者の生理的・心理的特徴や知能，体格が職場に不的確な場合，あるいは経験不足や未熟な場合には災害の発生に続びつきやすい．睡眠不足や過労が労働災害の重大な要因になることはいうまでもないが，個人の問題の1つとして，災害頻発者がある．災害頻発者は災害頻発性の性格をもった者を称しており，発生する災害のかなりの部分はこれらの者によって引き起こされる．災害頻度がどの程度から頻発者とするかは明確にされていないが，適材適所の配置転換などの速やかな対処が必要となる．

　生産システムが複雑になった今日，事故は通常複数の要因が絡みあって発生する．事故原因として直接原因のほかに，その下地となる事前原因，事故の規模を大きくする拡大要因の3大要因があげられる．直接原因の排除はもとより，事前要因のチェックと改善によって事故を未然に防ぐこと，拡大要因を明確にすることによって，事故発生時の適切な対応が可能となる．

休業4日以上の死傷者数

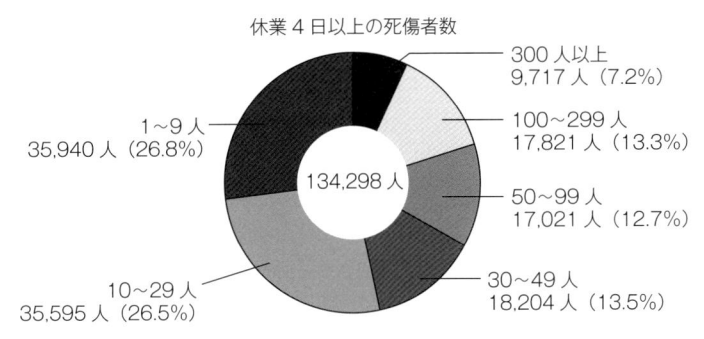

- 1～9人 35,940人（26.8%）
- 300人以上 9,717人（7.2%）
- 100～299人 17,821人（13.3%）
- 50～99人 17,021人（12.7%）
- 30～49人 18,204人（13.5%）
- 10～29人 35,595人（26.5%）

中央：134,298人

図6-6　事業場規模別死傷災害発生状況（2006年）
（厚生労働省：労働者死傷病報告）

（3）安全対策

　産業安全対策を進めるに際し，事業所内に安全衛生委員会を設置し，衛生管理者が中心となり，組織的な安全活動を展開する．安全衛生委員会は災害発生の可能性について常にチェックして，恒常的な災害防止対策をとることが基本対策である．また，災害が発生した場合は速やかに調査を行ない，原因，対処，結果について詳細に検討し，再発防止のために万全を図る．災害防止のための具体的対策として，①標準動作の設定による安全教育の作業指導，②作業内規の再検討，③作業環境の改善，④作業システムの人間工学的改善，⑤作業条件の改善，があげられる．なお，標準動作とは，作業行程を基本動作に分解し，単位となる作業ごとに安全作業標準を定めて，作業方法を具体的に示したものである．

7章 産業中毒
～化学的原因による健康影響～

1. 金属中毒

　職場で金属が体内に侵入するのは主に粉じん，ヒュームとしてであり，肺より吸収されて，全身影響を示す．また侵入部位である皮膚，粘膜への接触により直接障害をもたらす．一般に比重4以上の金属を重金属といい，4未満を軽金属としている．産業金属中毒として問題のあるのは化合物も含めると約50種にものぼる．おもな金属の健康影響を表7-1に示す．

(1) 鉛中毒

　鉛ヒューム，粉じんの吸入により経気道，経口的に体内に入る．循環血液中の鉛は多くが赤血球と結合しており，体内に吸収された鉛の多くは骨に蓄積され慢性中毒を起こす．典型的中毒症状として，あおざめた顔色（鉛蒼白），歯肉の鉛縁，貧血，伸筋麻痺（橈骨神経麻痺），腹部疝痛，脳症があげられる．鉛によるヘム合成阻害の過程を図7-1に示す．Ca-EDTAが治療に用いられる．

　四アルキル鉛の代表的なものは四エチル鉛と四メチル鉛で，内燃機関用ガソリンのアンチノック剤として用いられる．体内で分解され，おのおの三エチル鉛，三メチル鉛となる．無機鉛と異なり，赤血球，骨に沈着する傾向は少ないが，中枢神経障害を生じやすい．

(2) カドミウム中毒

　カドミウムヒュームを吸入すると上気道障害は少ないが，下気道の重篤な急性中毒を生じ，肺炎，肺水腫を起こし，死亡する場合もある．回復後も肺線維症が残ったり，肺機能の低下がみられる．

　慢性中毒の場合には，腎臓にカドミウムが蓄積し，近位尿細管障害を起こしやすく，ほかに肺気腫，骨軟化症，歯牙に黄色のカドミウム輪の形成がみられる．

表7-1 (a) 金属中毒の概要

金属名	主要症状	検査	発生職場	侵入経路
鉛	①貧血（ヘム合成阻害） ②消化器（歯肉の鉛縁〈硫化鉛〉、腹部疝痛、便秘） ③神経（鉛脳症〈小児〉、末梢神経炎〈伸筋麻痺、垂れ手〉）	*赤血球 ALA-D 好塩基点赤血球 尿中デルタアミノレブリン酸 尿中コプロポルフィリン 尿中、血中鉛	蓄電池工場 ガラス工場 印刷工場 鉛顔料工場	経口 経気道
四アルキル鉛	中枢神経障害（頭痛、めまい、不眠、重症：幻覚、せん妄、けいれん、死亡）	血中、尿中三アルキル鉛 赤血球 ALA-D	有機鉛の輸送 貯蔵タンクの清掃	経気道 経皮
カドミウム	急性：間質性肺炎、肺水腫 慢性：①肺気腫 ②腎尿細管障害（ファンコニー症候群） ③骨軟化症	尿中低分子量蛋白 (特にβ_2-ミクログロブリン) 尿糖、尿中、血中カドミウム 肺機能	鍍金工場 電池工場 色素工場 亜鉛精錬業	経口 経気道
金属水銀	①振戦 ②口内炎、歯肉炎 ③精神過敏 ④腎障害	尿蛋白 血中、尿中水銀	鉱山 体温計、温度計工場	経気道 経皮
無機水銀	金属水銀に比し腎障害が強い（乏尿、尿毒症）	同上	精錬、医薬品	経口 経気道 経皮
アルキル水銀（メチル水銀）	中枢神経障害（ハンター・ラッセル症候群：求心性視野狭窄、運動失調、構音障害、聴力障害、振戦）	血中、毛髪中水銀	有機水銀製造業 種子消毒	経口 経気道 経皮
クロム	①皮膚（アレルギー性皮膚炎、潰瘍） ②呼吸器（鼻中隔潰瘍、穿孔、気管支炎） ③肺　癌	尿中、血中クロム （3価より6価クロムの毒性が強い）	色素製造 メッキ作業 クロム化合物製造業	経口 経気道

*デルタアミノレブリン酸脱水酵素

表 7−1 (b) 金属中毒の概要

金属名	主要症状	検査	発生職場	侵入経路
マンガン	①中枢神経障害（パーキンソン症候群：マスク様顔貌、突進症状、言語障害、筋緊張亢進、小書症） ②肺炎	血中マンガン	鉱山、合金製造業、精錬所	経口 経気道
ヒ素	急性：胃腸障害（コレラ様下痢）、呼吸中枢麻痺 慢性：①皮膚、粘膜障害（ヒ素疹、黒皮症、角化増生、鼻中隔穿孔、脱毛、皮膚ボーエン病） ②全身症状（はき気、下痢、振戦、末梢神経炎、貧血） ③肺癌、皮膚癌	尿中、毛髪中ヒ素	ガラス製造 農薬、防腐剤 硫化鉱石のばい焼 顔料製造	経口 経気道 経皮
ベリリウム	急性：接触性皮膚炎、皮膚潰瘍、急性肺炎 慢性：肺肉芽腫性病変（ベリリウム肺）	胸部X線写真、肺機能、尿中、血中ベリリウム、病理学的検査	合金、精錬 磁器製造業	経気道
金属熱 （亜鉛熱）	悪寒、発熱（曝露後数時間〜12時間で発症、6〜12時間で症状消失、後遺症はない）		亜鉛精錬 （亜鉛ヒュームで最もよく発生する）	経気道

```
           サクシニル CoA      グリシン
                   \      /                ┌──────────────┐
                    \    /                 │ ヘム合成阻害の指標 │
                  ALA 合成酵素               └──────────────┘
                   (ALA−S)
                     ↓
                デルタアミノレブリン酸 ──────── ┌──────────┐
                    (ALA)                  │ 尿中 ALA 増加 │
                                           └──────────┘
  ┌──┐      ALA−脱水酵素 ──────────────── ┌──────────┐
  │鉛│ →     (ALA−D)                    │ 赤血球 ALA−D │
  └──┘                                   │  活性低下   │
                     ↓                    └──────────┘
                ポルフォビリノーゲン
                     ↓
                ウロポルフィリ
                 ノーゲン III
                     ↓
                コプロポルフィリ ──────── ┌──────────────┐
                 ノーゲン III            │ 尿中コプロポルフィリン │
                                        │    増加       │
  ┌──┐                                  └──────────────┘
  │鉛│ →
  └──┘         ↓
          Fe⁺⁺+ プロトポルフィリン ──── ┌──────────────┐
                                      │ 末梢赤血球中プロトポル │
                                      │  フィリン増加    │
  ┌──┐                                 └──────────────┘
  │鉛│ →   ヘム合成酵素
  └──┘
                     ↓
                  プロトヘム
          グロビン ───┤
                     ↓
                ヘモグロビン ──────── ┌──────────┐
                                    │ ヘモグロビン低下 │
                                    └──────────┘
```

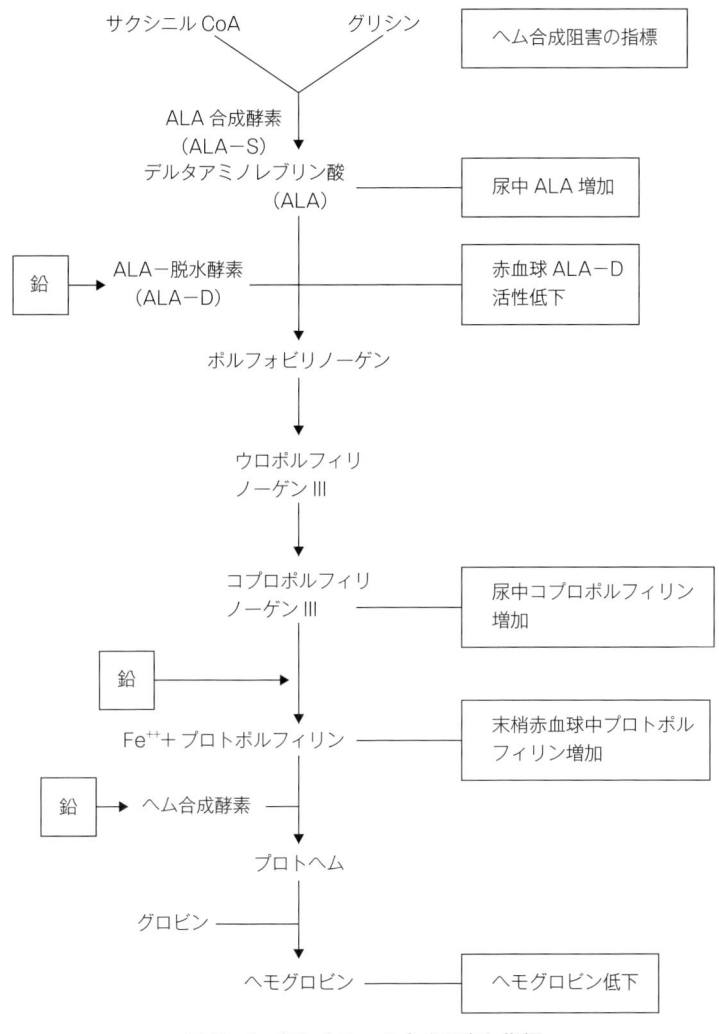

図7−1　鉛によるヘム合成阻害と指標

（3）水銀中毒

中毒は金属水銀，無機水銀塩，低級アルキル水銀などによる発生に区分される．急性金属水銀中毒の場合には肺炎がみられ，慢性中毒では，企図振戦や，口内炎，歯肉炎などがみられる．

無機水銀は腎臓に蓄積しやすく，腎障害を伴うが，血液-脳関門を通過しにくいので中枢神経系の障害はほとんどみられない．メチル水銀などの低級アルキル水銀は血液-脳関門を通過しやすく，各種の中枢神経障害を起こす．

(4) クロム中毒

クロムめっきなどに用いられる六価クロムは水溶性であり，皮革なめしに用いられる三価クロムよりも毒性は強い．皮膚，粘膜への刺激，炎症より腐蝕，潰瘍を生じ，皮膚では無痛性の丸くて深い潰瘍，鼻中隔では穿孔となりやすい．クロム酸製造にかかわる労働者に気管支癌，肺癌の発生もみられる．

(5) マンガン中毒

急性中毒としてマンガン肺炎がみられ，細菌，ウイルスに相乗的に作用する．中枢神経系の障害は曝露により数カ月から10年の慢性中毒として現れ，前頭葉，基底核に病変を生じパーキンソン症候群がみられる．中枢神経系の病状の進行は次の3期に分けられる．

第1期：神経症，無気力，倦怠，不眠または傾眠
第2期：パーキンソン症候群の症状の出現
第3期：運動失調，筋緊張亢進など

マンガンは主として糞便中に排泄され，尿中への排泄は少ない．曝露の指標としては，血中マンガン量の測定を行なう．

(6) ヒ素中毒

無機ヒ素は有機ヒ素より毒性が強い．急性中毒では皮膚炎や角膜潰瘍，結膜炎などの皮膚，粘膜症状，呼吸器症状，経口的急性中毒では胃腸炎がみられる．慢性中毒として皮膚症状，肝障害さらには皮膚，肺の癌性化がみられる．

ヒ素は皮膚，毛髪，骨への蓄積傾向がみられ，毛髪や骨に沈着したヒ素は長い年月の後にも検出される．

(7) 亜鉛中毒

金属亜鉛が加熱され沸点近くになると酸化亜鉛ヒュームが発生し，これを吸入すると，数時間して悪寒，発熱を生じ，その後多量発汗がみられる．1日くらいこうした症状が持続し回復する．これを金属熱(亜鉛熱，金属ヒューム熱)といい，マグネシウム，銅，ニッケルなどの金属によっても生ずる．ヒュームが肺組織を傷害し，血中に異種蛋白質が生じ，これに対するアレルギー反応と考えられている．

はんだ付けなどに用いられる塩化亜鉛では，吸入により肺炎，肺の急性間質性線維症がみられ，皮膚付着により潰瘍が生ずる．

２．ガスによる中毒

（１）シアン化水素中毒

電気めっき，化学合成，農薬，殺鼠剤製造などで発生する甘いにおいのある無色の気体および液体である．肺，皮膚からの吸収が速いのが特徴である．

体内で遊離されるシアンイオン（CN^-）が呼吸酵素，特にチトクロムオキシダーゼの活性を阻害し，組織での呼吸を停止させる．このため静脈血の色は動脈血と同じ桜桃色を呈する．低濃度で，虚脱感，頭痛，悪心，嘔吐，高濃度では数回の吸入で直ちに昏睡，死亡に至る．特異的治療法として亜硝酸塩の吸入，チオ硫酸ソーダの投与によりシアンイオンをメトヘモグロビンに結合させ，低毒性のチオシアネートの形成を促す方法がある．

（２）硫化水素中毒

化学繊維工業，セロファン，パルプ製造，都市下水道，じん芥捨て場などで発生する腐敗臭のある無色の気体である．急性中毒の場合，高濃度では頸動脈洞の制御で反射的に呼吸が停止し，失神，死亡する．致死濃度以下では，急性結膜炎，角膜混濁，肺水腫などをきたす．

（３）二酸化硫黄中毒

石炭，石油の燃焼など化石燃料の燃焼により発生する無色，刺激臭のある気体で，粘膜の水分に容易に溶け，亜硝酸となり，障害を起こす．肺深部までは到達せず，結膜炎，鼻咽頭炎，気管支炎，胃腸障害，歯牙酸蝕症を起こす．

（４）二酸化窒素中毒

硫酸製造，金属の溶接，溶断，火薬製造，爆発，牧草を貯蔵しているサイロ内などで発生する黄褐色の刺激臭のある気体で，水に溶けにくいため，気道深部に到達し，気管支，肺胞刺激作用を呈する．高濃度吸入では，短時間に呼吸困難で死亡することがある．比較的低濃度では，5～12時間の潜伏期の後肺水腫をきたす．慢性曝露では，肺気腫，歯牙酸蝕症をきたす．

（５）フッ化水素中毒

アルミニウム製造，電球の艶消し，燐酸製造作業などで発生する刺激臭のある

無色の液体で発煙性が強く，水溶液は著しい腐食性を有する．急性中毒では，流涎，悪心，胃痛，肺水腫，肺炎を起こす．慢性中毒では，斑状歯，骨異常をきたす．

（6）酸欠症（表1-2参照）

酸素欠乏症等防止規則では，空気中の酸素濃度が18%未満である状況を酸素欠乏とし，この空気を吸入することにより生じる症状を酸素欠乏症としている．

酸欠症は災害として多くの業種に発生することが知られている．発生する職場は換気不良の閉鎖的な場所であり，空気中の酸素は，①化学的（金属，鉱石による酸化など），②生物学的（微生物，穀類の呼吸など），③物理的（不活性ガスによる置換など）機序により消費され酸欠の状態になる．

空気中酸素濃度が16%以下になると，生理的代償が不能となり，酸欠症がみられる．酸素6%以下では一瞬のうちに失神，死亡する．予防には，①危険のある場所における事前の換気，②酸素濃度の測定，③ホースマスク，安全ベルトなどの保護具の使用が重要である．酸素欠乏症による障害を防止するために酸素欠乏症等防止規則が制定されている．

（7）ホスゲン中毒

無色,有臭性（生の乾し草臭）のガス．合成染料,有機化合物合成に用いられる．四塩化炭素，クロロホルムなどの揮発性塩素化炭化水素が炎や加熱金属面にふれるときに発生するので注意が必要である．肺刺激症状がきわめて強い．水溶性が低いため肺深部に達し，肺水腫を起こし重症では死亡する．第一次世界大戦に毒ガスとして使用されている．長期間曝露の影響は明らかではないが，マスタードガス（一部ホスゲンを含む毒ガス）製造従事者に慢性気管支炎，肺癌の多発が認められている．

（8）歯牙酸蝕症

よく知られている職業性口腔疾患として，歯牙酸蝕症とカタール性口内炎とがある．歯牙酸蝕症は硫酸，硝酸，塩酸，酢酸などのガスやミストが直接歯に作用して，歯の表面を白濁ないし欠損するもので，歯の表面の中央が凹状に酸蝕される．この歯牙酸蝕症は障害の程度によって1度（エナメル質のみ白濁，欠損）から4度（歯冠部が3分の2以上欠損）に分類されている．この障害は酸製造業や火薬，メッキ工場などで発生しやすい．予防としては種々な環境での長期間にわたる気中酸濃度のモニタリング，酸吸収剤を入れたマスクの装着，2%重曹水でのうがいの励行などがある．

カタール性口内炎は口腔粘膜の急性または慢性の炎症であり，水銀，ハロゲン元素，ヒ素などの化学物質による中毒症状として発症する．口腔粘膜に深紅または青みがかった赤色の炎症を起こし，炎症部位が腫脹して簡単に出血したり，舌に厚い灰褐色の舌苔で覆われたかさぶたができ，口臭が強くなる．

3．有機化合物による中毒

（1）有機溶剤による中毒

有機溶剤は非水溶性物質（油脂，樹脂，ゴムなど）を溶解する有機化合物の総称で，常温常圧下では液体である．400種類以上あり，化学構造より，表7-2のように分類される．産業中毒の面からは，54種類が有機溶剤中毒予防規制の対象とされており，最も毒性の強いものを第1種，比較的安全なものを第3種，中間を第2種としている．ただし，ベンゼンは，特別化学物質等予防規則で規制されている．有機溶剤には，共通の特性，共通の毒性（表7-3）および各物質に特異的な毒性（表7-4）がある．中毒の診断には，作業環境評価，症状，尿中代謝産物測定が重要である．

（2）その他の有機化合物による中毒

1）塩化ビニル

塩化ビニルモノマーを重合反応によりポリマーにする重合缶の清掃者に中毒が

表7-2　有機溶剤の分類

分類	おもな物質名
芳香族炭化水素	ベンゼン，トルエン，キシレン
塩化芳香族炭化水素	クロロベンゼン
塩化飽和脂肪族炭化水素	クロロホルム，四塩化炭素
塩化不飽和脂肪族炭化水素	トリクロルエチレン
アルコール類	メチルアルコール，エチルアルコール
エーテル類	エチルエーテル
エステル類	酢酸メチル
ケトン類	アセトン
グリコール誘導体	エチレングリコール
脂環炭化水素	シクロヘキサノン
脂肪族炭化水素	n-ヘキサン
その他	二硫化炭素，ガソリン

表7-3 有機溶剤の共通特性と共通毒性

特性	共通毒性	
	急性	慢性
揮発性（→経気道侵入） 脂溶性（→神経系，骨など脂肪の多い臓器に分布；経皮吸収） 引火性	麻酔作用（中枢神経） 粘膜刺激作用（眼，鼻，咽喉） 脱脂作用（皮膚）	頭痛，頭重，めまい，不眠，不安，疲労感，四肢のしびれ，悪心，発汗，立ちくらみ

表7-4 有機溶剤の特異的毒性と尿中代謝物

物質名	用途	症状	尿中代謝物
ベンゼン	有機合成化学の原料	①造血機能障害（貧血，白血球減少，再生不良性貧血） ②白血病	フェノール
トルエン	溶剤	特異的毒性は少ない	馬尿酸
二硫化炭素	人絹，セロファン製造	急性 ①水泡性皮膚炎 　　　②結膜，角膜炎（紡績工前眼炎） 慢性 ①精神分裂様症状 　　　②パーキンソン症候群 　　　③多発神経炎 　　　④若年性動脈硬化 　　　⑤網膜細動脈瘤	二硫化炭素
ノルマルヘキサン	石油ベンジンの主成分	多発性神経炎	
メタノール	溶剤，原料	神経系障害，失明	メタノール，蟻酸
四塩化炭素	有機合成化学の原料	①肝障害 ②腎障害	
トリクロルエチレン	金属の洗浄 ドライクリーニング	①多発性神経炎 ②肝障害	トリクロル酢酸 総三塩化物

発生している．急性中毒では麻酔作用，慢性中毒では，①指端骨溶解症，②肝血管肉腫，③肝・脾症候群，④レイノー現象，⑤強皮症様皮膚障害がある．

2）ニトログリコール

ニトログリセリンに配合して不凍性ダイナマイトをつくる原料である．急性中毒では末梢血管拡張による頭痛（ダイナマイト頭痛），低血圧，慢性中毒では末梢血管の代謝性収縮による拡張期血圧上昇がみられる．禁断症状として曝露中止

表7-5 農薬中毒

農薬	作用機序	症状	治療
有機燐剤(パラチオン,マラソン,スミチオン,ダイアジノン)	コリンエステラーゼ活性阻害によるアセチルコリン過剰	①ムスカリ様作用：発汗,流涎,縮瞳,顔面蒼白,失禁 ②ニコチン様作用：全身けいれん,呼吸筋麻痺 ③交感神経作用：血圧上昇,頻脈 ④中枢神経症状：頭痛,興奮,昏睡	PAM アトロピン
カーバメート剤(メソミル,NAC)	同上(作用は弱い)	同上(軽症)	アトロピン
有機塩素剤(BHC,DDT,エンドリン,アルドリン)	不明(中枢神経系の刺激)	倦怠感 頭重,しびれ感,全身けいれん,平衡失調	対症療法
パラコート剤(グラモキソン)	$NADP^+$還元阻害	皮膚障害 肝・腎障害→肺炎,肺線維症	血液灌流 血液透析

2～3日後の血管収縮による狭心症様発作(休日明けの月曜日に起こることが多く,月曜病とよばれる)が特徴である.

3) トルエンジイソシアネート

イソシアネート類はウレタン樹脂の原料として用いられる.局所刺激作用として,咽頭異和感,気管支けいれん,気管支炎,感作作用として気管支喘息様症状を発生する.

4) 芳香族ニトロアミノ化合物

ニトロベンゼン,ニトロクロルベンゼン,アニリン,トリニトロトルエンなどで,有機合成に広く用いられている.毒性の特徴は,①メトヘモグロビン血症(ヘモグロビンのFe^{++}がFe^{+++}の形に酸化されたもの)とハインツ小体形成,②肝障害(トリニトロトルエン TNT),③膀胱癌(β-ナフチルアミン,4-アミノジフェニール,4-ニトロジフェニール,ベンジジン)の発生である.

5) 農薬中毒

主要な農薬について表7-5に示す.

8章 職業性疾患の要因
～物理的原因などによる健康影響～

1．物理的原因と健康障害

（1）高温による障害

　熱中症は体内の蓄熱が増加し，放熱が追いつかない状態により発生する．このような状態は高温多湿や強い輻射熱などの作業条件下において発生しやすく，また，環境条件がさほどでなくとも，作業衣服，防火服，防護服などの着用により体内からの放熱が抑えられ，うつ熱状態となるような場合にも生ずる．

　熱中症はその本態と症状を加味して産業衛生の場合にはしばしば図8-1のように急性反応と慢性反応とに区分される．急性反応のなかで熱痙攣は皮膚温が上昇し発汗が多くなり，体内から水分とともに塩分などの電解質が奪われ，体内の電解質がアンバランスな状態となり筋－神経系の興奮性に異常をきたし，筋肉に痛みを伴い強直性痙攣をきたす．これは労作時によく使われた筋肉に起こりやすい．頭痛，めまい，頻脈，嘔気などの症状もみられるが，体温や血圧に変化は少ない．予防には数％の食塩水（1ℓの水に数gの食塩）を水分喪失にならないように，しばしば補給することが大切である．

　熱虚脱は皮膚血管の拡張と発汗による脱水に伴う血液の濃縮により，循環血流量が減少し，体内での血流分布がアンバランスとなった状態であり，循環機能の失調によるものである．めまい，頭痛，脱力感などの前駆症状がみられ，虚脱状態となる．体温はむしろ低下傾向を示し，脈拍は頻脈，微弱となり，血圧は低下する．発生時の処置としては，前駆症状の時点で速やかに作業を中止し，発生時には涼しい場所で足部を多少高めにして臥位安静にし，治療として強心剤，ブドウ糖，生理食塩水の注射などが有効である．

　熱性発熱は従来の熱・日射病であり，体温調節中枢が急激な高温環境に適応す

```
          [急性]                                    [慢性]
        皮膚温上昇                                 温熱不適応
     ┌──────┴──────┐                              │
  皮膚血管の拡張促進    発　汗                      胃液，胃酸の低下
     │         ┌────┼────┐                        │
  心臓への静脈血の還流不全  発汗減少  水分喪失       胃腸障害
     │      皮膚血流循環不全    │                  │
     │         │           塩分損失                食欲不振
  重要器官への血流減少  放熱不良   │                 │
     │         │        電解質のアンバランス       体力低下
     │      体温調節機能
     │        失調
  （血圧低下  （発汗停止
   脈拍速弱） 体温上昇）  （筋肉の痙攣）
     ↓         ↓           ↓                      ↓
   熱虚脱    熱・日射病    熱痙攣                 熱衰弱症
           （熱性発熱）                           （夏ばて）
```

図8-1　暑熱による障害（熱中症）

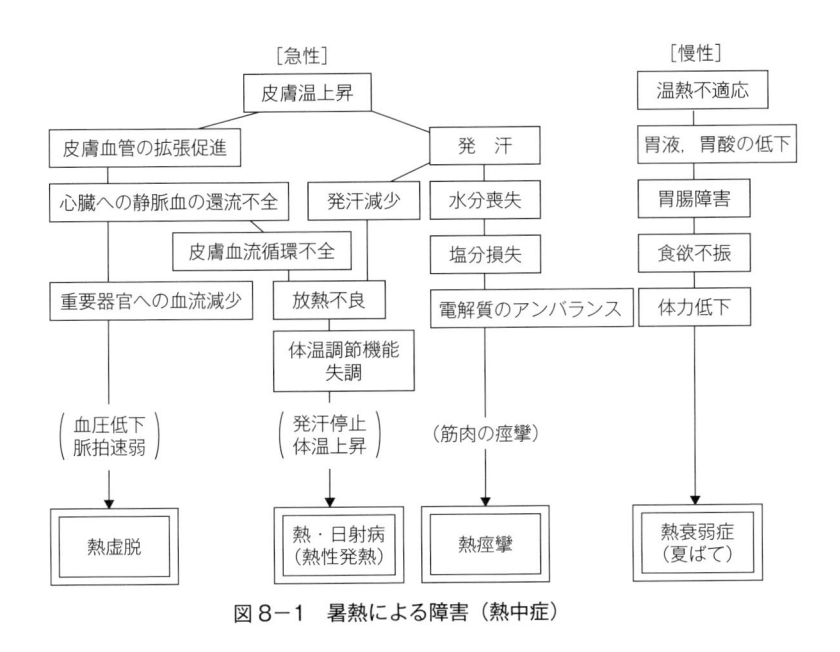

ることができなくなる体温機能失調が本態である．うつ熱症を呈し，体温や血圧の上昇，脈拍亢進から意識不明，精神の異常興奮などをきたす．熱中症のうちで最も重症である．救急車を要請するとともに，現場での処置として身体，特に頭部を冷却するなどし，体温の正常化が重要である．

　熱衰弱症，夏ばては熱中症の慢性的な場合である．夏の暑熱環境に生体の季節順応がうまく適応できず，食欲不振，体力低下，脱力感，疲労などの症状が長期間にわたりみられる．

　熱中症の一般的な予防対策として，①輻射を防ぐ防輻射熱板，換気，冷風送気などの作業環境対策，②作業時間，作業強度の適正化，高温時の運動・作業許容基準を守るなどの運動・作業条件における対策（付表14a，b），③水分，食塩，ビタミンの投与，帽子，日傘，場合によっては防熱服の着用など個人面での対策が大切である．

（2）冷房，低温による障害

　夏季に冷房によって仕事の能率が上がり，身体の調子もよいという人のいる反面，冷房病にかかる人もいる．冷房病の症状は非特異的で，疲労，頭重感，頭痛，

足の冷え，こわばり，関節痛，腰痛などの訴えが多く，女性の場合には生理障害もみられる．発症要因として，過度の冷房状態，室内外の温度差による自律神経調節系への負担による暑熱適応の破綻があげられる．屋外気温にもよるが冷房温度をあまり下げずに気温を26～28℃に保ち，室内と外部気温の差を5～7℃以内とすることが望ましい．また，高温多湿となりやすい日本の夏の気候には室内の湿度の調節が大切である．

　寒冷環境では寒さによる不快さのため，労働意欲が低下し，精神作用をにぶらせ，作業能率の低下，作業ミスが多くなる．寒さの環境面からの指標として風冷指数（WC1）が用いられる．寒さが厳しく，風冷指数が大となるに伴って身体の冷え，特に手足の冷えが著しく，皮膚の感覚がにぶくなる．筋力も低下し，手の巧緻性の必要な作業では作業能が低下する（図8-2）．予防にはエネルギー源としてカロリーの豊富な食物摂取，そして適切な防寒衣の着用，特に手足の防寒が必要である．作業条件として寒冷の程度により労働時間，休憩回数の規制が必要である（付表15a，b，c，付図1）．

(3) 異常気圧による障害
1) 気圧
　空気には重量があり，万有引力に従って地球の中心方向に力が働いている．この空気による単位面積当たりの力を気圧という．1気圧は水銀柱で760mmの高さ，ヘクトパスカル単位で1013.2となる．ただし，1ヘクトパスカルとは1cm^{2}当たり1,000dynの力が働く状態である．気圧の測定には水銀気圧計やアネロイド気圧計などが用いられる．水中での圧力（水圧）は水深10mごとに約1気圧ずつ高くなり，たとえば水深10mでの圧力は大気による1気圧に水圧による1気圧が加わり2気圧となる．ただし，常圧（1気圧）を0の基準で計るゲージ圧力は水圧のみの圧力を表す．

2) 低圧による障害
　低圧が問題になるのは3,000m以上の高地での作業による高山病や航空機業務による航空減圧症である．民間航空機の内圧は高度によって異なるが，巡航状態ではおおよそ4,000～6,000feet相当の気圧に保たれている．小型機の場合，10,000feetすなわち3,048m以上の高度を飛行するときには酸素装置の設置が義務づけられている．米国のスペースシャトルや宇宙基地では，船内は1気圧であるが船外活動で着用する宇宙服は0.29気圧（4.3psi）で100%酸素の環境である．

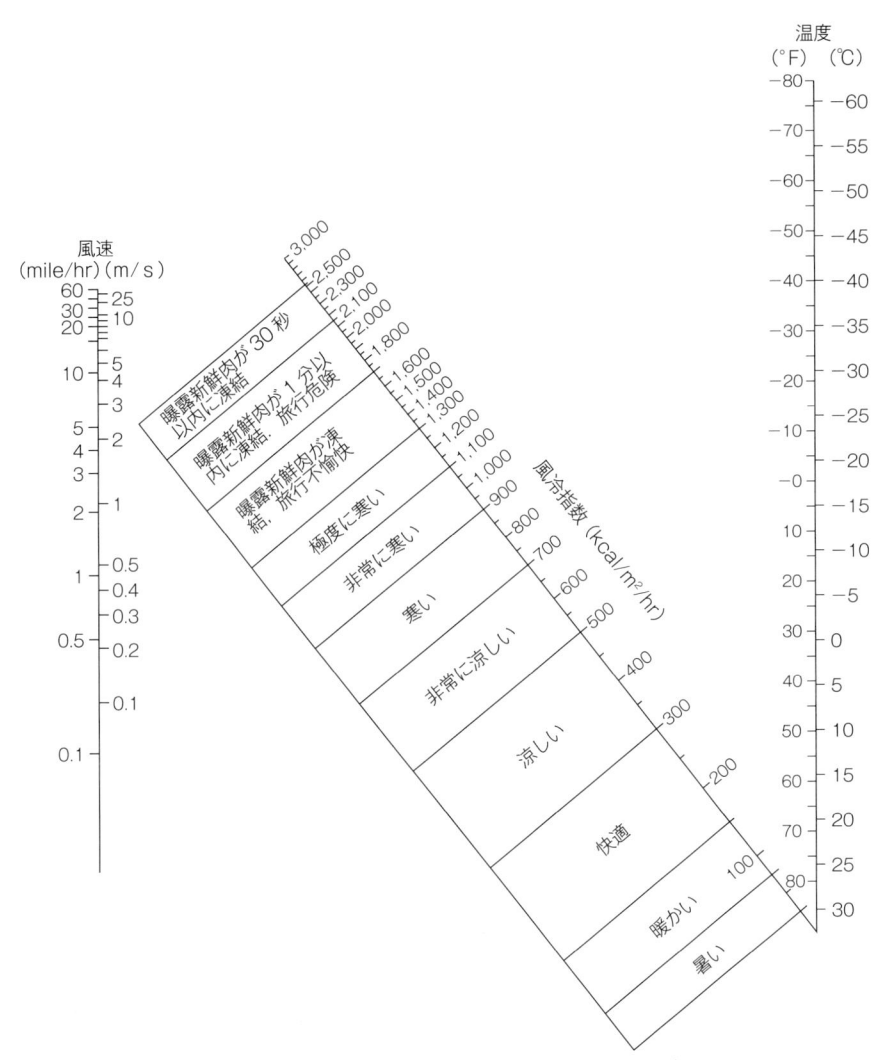

図8-2 風冷指数を求める図表（Blockleyによる）

　低圧による障害には酸素欠乏と，圧力の減少または変化による影響とに分けられる．酸素欠乏による障害と高度との関係は，以下のようである．
・19,000m以上：沸騰点が37℃以下になるため体液が沸騰する（体液沸騰症）．
・16,000m程度：飽和水蒸気圧が48mmHg，肺内酸素分圧が40mmHg程度にな

表8-1 高度による自覚症状

高 度 (ft)	動脈血の飽和度 (%)	症　状
海　面	95～98	正　常 長いと疲労
10,000	88～90	頭　痛
14,000	80～81	ねむけ，頭痛，だるさ，眼のつかれ，性格の変化（楽観的またはけんか好き），判断がにぶる，筋肉の協応が悪くなる，脈拍数，呼吸数の増加，チアノーゼ
18,000	74～75	以上の症状がすべてひどくなる
22,000	67～68	けいれん，虚脱，昏睡
25,000	55～60	約5分以内に虚脱，昏睡

るため，理論的に酸素が肺胞から血液に移行しえない無酸素症が起こる．
・8,000～10,000m：体液中に溶解している窒素がガス化し，関節・筋肉痛，偽性麻痺，かゆみ，知覚異常，閃光性暗点，遅発性頭痛，急性麻痺，呼吸症状，減圧性虚脱のような症状を呈する航空減圧症を発生する．
・3,000～8,000m：酸素欠乏，動脈血の酸素飽和度により表8-1のような自覚症状が起こる．

　また，圧力変化による影響としては航空中耳炎が典型的であり，そのほか肺の過膨張や肺破裂による空気栓塞や気胸なども起こる．また航空機などが何らかの原因で破壊されたときには瞬間減圧によって肺内圧の上昇，胃腸内圧の上昇，内臓血管圧の上昇，血圧の低下，終末圧力の程度による種々の症状（酸素欠乏，減圧症，体液沸騰症）のような症状が出る．

　高所低圧環境による障害を予防するには，労働強度の調整・作業時間や休息の適正化，酸素ボンベなどの補助呼吸器の使用などがある．

3）高気圧障害および減圧症

　高気圧環境では肺の換気機能が低下し，酸素，窒素，二酸化炭素などの分圧が上昇するため，酸素中毒，窒素酔い，炭酸ガス中毒を引き起こす危険がある．また，高圧環境から常圧環境にもどる際には減圧症に注意する必要がある．酸素中毒は3～4気圧になると肺に充血を起こし，意識喪失，視野狭窄などの中枢神経障害や酵素系の障害をもたらす．窒素酔いは約4気圧から麻酔作用を現し，10気圧

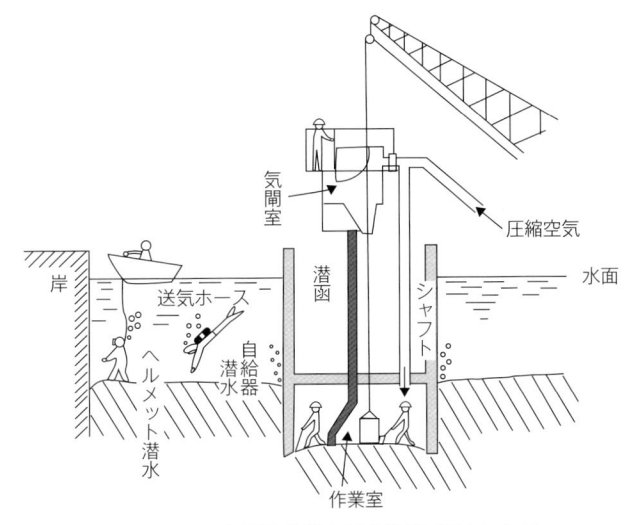

図8-3 圧気潜函作業と潜水作業（梨本による）

程度になると行動異常がみられ，意識喪失に陥ることもある．また，スクイーズ（締め付け傷害）も耳，鼻，歯などに起こりやすい．

　高圧作業として圧気潜函作業，圧気シールド作業，潜水作業などがある（図8-3）．「高気圧作業安全衛生規則」における対象業務は，高圧室内作業（ゲージ圧力が $1kg/cm^2$ 以上の作業室とシャフト内部における作業）と潜水業務（潜水器具を用いて給気を受け水深10m以上で行なう業務）である．高気圧障害が問題になる作業現場は圧気シールド工法によるトンネル掘削工事や潜函作業および潜水夫などである．

　減圧症は高圧下で組織内（特に脂肪組織）に多く溶解した空気（おもに窒素ガス）が急減圧によって気泡となって血液に入り，微小血管が栓塞したものである．栓塞部位により急性症状として，皮膚の掻痒感，チョークス（chokes）とよばれる胸部内苦悶および前胸部痛，ベンズ（bends）とよばれる関節痛および筋肉痛，脳性麻痺や脊髄性麻痺やメニエール症状などの中枢神経系症状が現れる．慢性症状としては骨の壊死性変化がみられる．予防には，①作業時間の適正化，②適正な減圧速度の厳守，③就業不適格者の除外，④定期健康診断の実施，⑤再圧室の設置などが必要である（表8-2）．

表8-2 高気圧障害

作 用	障害の種類
I．加　圧 　1．一次的作用（機械的作用） 　　1）均等加圧 　　2）不均等加圧 　2．二次的作用 　　1）空気の密度増加 　　2）成分気体分圧上昇 　　　ⅰ）酸素分圧上昇 　　　ⅱ）窒素分圧の上昇 　　　ⅲ）二酸化炭素分圧の上昇 Ⅱ．減　圧 　1．一次的作用（機械的作用） 　　1）均等減圧 　　2）不均等減圧 　2．二次的作用 　　体内気泡の形成	 締め付け（スクイーズ：耳，鼻，歯） 肺換気能低下 酸素中毒 ｛急性型（中枢神経系，けいれん） 　　　　　慢性型（肺胞浸潤；気管支炎，肺水腫） 窒素酔い（多幸症，自制力消失，麻酔作用） 過呼吸，二酸化炭素中毒 肺の破裂，空気栓塞症 減圧症（潜水病，潜函病）
減圧症	症状	急性	皮膚症状（かゆみ，丘疹，出血斑） ベンズ（四肢関節・筋肉疼痛），それに基づく運動機能障害，チョークス（胸内苦問）ならびにショックを呈する呼吸・循環器障害 中枢神経系（脊髄型：運動麻痺，知覚障害，脳型：目まい，はき気，メニエール病様）
		慢性	長幹骨壊死性変化（運動痛，運動障害）
	治　療		再圧室使用，段階式減圧法，ふかし療法
	予　防		①適切な減圧法の遵守，②作業時間の適正化，作業回数減少，③適正配置（肥満者，耳鼻・循環器などの疾患保有者，高齢者など不適格者を除外），④定期健康診断の実施，⑤再圧室の設置

（4）音による障害

　鉄鋼工業，重機械工業，造船業，鉱業，木工業など騒音を発生する職場は多い．職業性難聴には，音響性外傷と騒音性難聴がある．前者は事故の場合などでふいに大きい音が耳元で発生し鼓膜穿孔などの障害を受ける場合である．一方，騒音性難聴は長い年月，高いレベルの騒音に曝露されていることにより発生する．初期には C^5dip とよばれる 4,000Hz を中心とする周波数域で聴力の低下が起こり，しだいに高周波数音域から低周波数音域へと聴力低下が起こる（図8-4）．

図8-4 騒音性難聴の進行状況

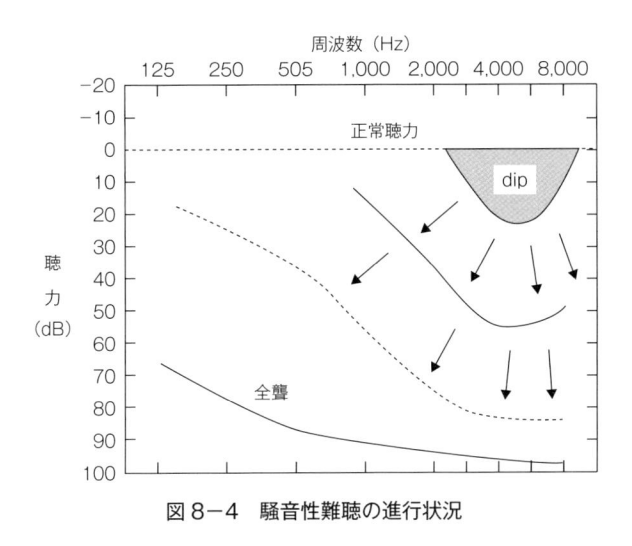

　加齢や中毒などにより，高周波数音域，特に8,000Hzより聴力低下が進行する老人性難聴との区別，一酸化炭素など種々の工業性中毒による難聴との鑑別が必要である．

　騒音曝露による聴力損失には，内耳蝸牛コルチ管の有毛細胞の可逆的変化による一時的聴覚閾値移動と不可逆性変化による永久的聴覚閾値移動とがある．一時的聴覚閾値移動の場合には，細胞代謝レベルでの一時的そして可逆性の変化による．一方，永久的聴覚閾値移動である騒音性難聴は不可逆性で永久的な変化であり，原因は内耳蝸牛コルチ管の有毛細胞の組織障害による．

　騒音性難聴には適切な治療法がなく，予防が重要である．予防法として，①騒音の発生を抑える音源対策，遮音，吸音，②職場の環境騒音の監視が必要であり，騒音レベルによって作業時間が規制される（図8-5）．③個人防護の面では，耳栓やイヤマフなどの装着を行なう．定期的に聴力検査を実施し，聴力低下を早期に発見し，配置転換や環境対策などを行なう．

（5）振動による障害

　振動障害は物体の振動が直接人体に伝わって起こるもので，全身振動障害と局所振動障害に分けられる．

　全身振動障害は床や座席からの振動が足や臀部に伝わって起こり，産業面では

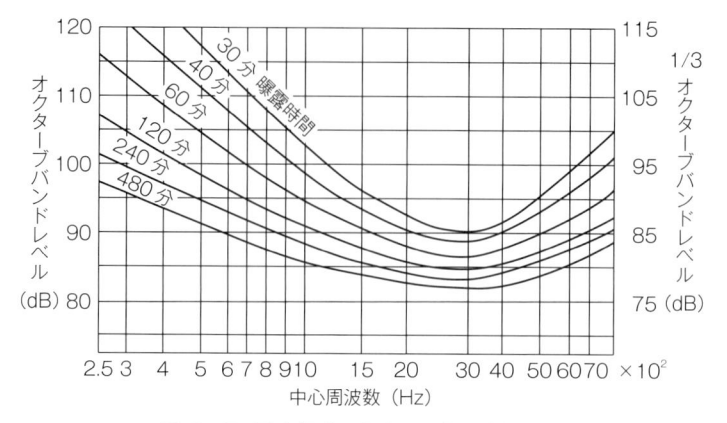

図8-5 聴力保護のための騒音の許容基準

主に運輸業における乗務員や発電機,電動機付近の作業員などに発生する.これは動揺病ともよばれ,前庭器官の刺激が原因となり,自律神経系症状,悪心,嘔吐,胃腸障害,胃下垂,脊柱異常などの症状を呈する.女子では月経異常が起こることもある.

局所振動障害は鋲打,削岩,チェンソー,研摩など振動工具を使用する作業での発生が多い.振動による末梢血管運動神経の障害に寒冷が誘因となって起こりやすい.自覚症状は手指の蒼白・しびれ,不快感・不安感,筋肉痛・肩こり,頭痛・頭重感などであり,末梢循環障害としては手指の温度低下,圧迫後の爪退色復元時間の延長,血管の狭小化などがある.特に血管痙縮による間欠的な手指の蒼白・チアノーゼに特徴があり,職業性レイノー症候群または白ろう病とよばれている.そのほかに末梢神経障害としての知覚障害や運動機能障害および変形性関節症などの骨・関節障害も発生する.振動障害の検査方法として,①爪圧迫テスト,②皮膚温の測定と寒冷負荷試験,③知覚テスト,④運動機能検査などが用いられている(表8-3).

これら振動障害の予防には,①発生源となる機械や工具の改良,②作業の時間短縮や改善,③定期健康診断の実施,④吸収装置などの保護具の使用などが必要である.

(6) 電離放射線による障害

「電離放射線障害防止規則」では電離放射線として,α線,重陽子線,陽子

表8-3 局所振動障害の症状と健康診断

症　状	末梢循環障害	レイノー現象，冷却負荷後の皮膚温・爪圧迫テストの回復遅延
	末梢神経障害	神経炎，手指のしびれ，疼痛，知覚の異常，末梢神経伝導速度の遅延
	骨・関節・筋系の障害	肘関節部での上腕尺骨間関節症様変化，軟骨下骨硬化，骨棘形成 手関節部での変形性関節症様変化，月状骨・三角骨の軟骨下骨硬化と囊胞化
診断・認定基準		職歴，作業条件，自覚・他覚症状調査 末梢循環機能検査 末梢神経機能検査 運動機能検査 X線検査（骨・関節） その他
	末梢循環障害	(1) 手指の皮膚温：明らかに低いもの，各指間で明らかな差のあるもの，冷却負荷中の明らかな低下，または回復に明らかな遅延 (2) 爪圧迫：常温，冷却負荷後において回復時間に明らかな遅延 (3) その他：指先容積脈波またはアレンテスト（手掌動脈弓の循環テスト）
	末梢神経障害	(1) 痛　覚　常温での明らかな鈍麻，冷却負荷後の閾 (2) 振動覚　値の明らかな上昇，回復に明らかな遅延
	運動機能障害	(1) 握力，(2) 維持握力， (3) つまみ力，(4) タッピング　明らかな低下
	その他	骨・関節，筋肉または腱反射などの検査を実施した場合明らかな異常が認められるもの

線，β線，電子線，中性子線およびX線，γ線をあげている．電離放射線障害の発生職場および職種は放射線医療従事者，非破壊検査，夜光塗料，鉱山従業員などである．この電離放射線は細胞の代謝活性や分裂能力を損ない，特に新生能や分裂能が高く幼若な細胞ほど感受性が高いというベルゴニー・トリボンドー（Bergonié-Tribondeau）の法則に従う．臓器ごとの感受性は，造血組織，胃腸，生殖器などでは強く，障害を受けやすく，皮膚，血管，眼などは中等度の感受性であり，筋肉，骨，脂肪組織，脳・神経組織，肝臓，腎臓などの感受性は弱い．

電離放射線障害には急性影響として，疲労・頭痛・吐気・嘔吐を呈するレント

表8-4 線量限度の勧告値[1]

適用	線量限度	
	職業被曝	公衆被曝
実効線量	決められた5年間の平均が1年あたり20 mSv[2]	1年に1 mSv[3]
年等価線量		
眼の水晶体	150 mSv	15 mSv
皮膚[4]	500 mSv	50 mSv
手先および足先	500 mSv	—

注：1) この限度は特定の期間の外部被曝からの該当する線量と，同一期間内の摂取による50年預託線量（子供に対しては70歳まで）との合計に適用される．
2) 実効線量は任意の1年に50 mSv を超えるべきではないという付加条件つき．妊娠している女性の職業被曝には，追加の制限が適用される．
3) 特殊な状況では，5年間にわたる平均が年あたり1 mSv を超えなければ，単一年にこれよりも高い実効線量が許されることがありうる．
4) 実効線量をこの値に制限することにより，確率的影響に対し皮膚は十分に防護される．局所被曝については，確定的影響を防止するため追加の限度が必要である．

ゲン酔い，紅斑・皮膚炎・潰瘍形成などの皮膚障害があり，慢性影響として，再生不良性貧血，白血病，脱毛，皮膚癌，白内障，生殖障害および寿命の短縮がある．また遺伝的影響として，胎児奇形や染色体異常がある．

電離放射線への曝露を最小限に食い止めるには，遮へい・被曝時間，被曝距離を考慮することと，被曝線量の測定や定期健康診断を受けることが原則である．健康診断を雇用時，配置転換時および定期に行ない，被曝歴の調査，血液に関する検査，白内障の検査，皮膚の検査などの検診を実施する．定期健康診断は6カ月以内ごとに1回行なうが，白内障と皮膚の検査は3カ月以内ごとに1回行なうことになっている．また，国際放射線防護委員会（ICRP）は臓器別に線量限度を表8-4のように勧告している．

（7）紫外線などによる障害
1）紫外線

紫外線は電気溶接，殺菌灯，複写機などから発生する．眼には疼痛，羞明，流涙，眼瞼けいれんなどの症状が現れる電気性眼炎，皮膚には紅斑，色素沈着，皮膚癌などが現れる．また，冬期雪場での雪眼炎もみられる．予防には防護具（遮光眼鏡）などを用いる．急性期の治療には冷あん法，コカイン水点眼，眼帯，ビタミンAの点眼，内服など，回復期にはジオニン水点眼冷あん法，ビタミンAの点眼，

内服を行なう．予後は良く2〜3日で全治する．最近，オゾン層破壊による紫外線（B領域）の増加と白内障の問題が提起された．

2）赤外線
赤外線による障害は製鉄工，ガラス工，鍛治工などにみられる．熱作用によって水晶体の一部に混濁が現れ，視力障害が徐々に進行する熱線白内障がある．予防には赤外線防護眼鏡を着用する．治療は水晶体の摘出術が行なわれ，ある程度視力が回復する．

3）レーザー光線
溶接，通信，外科・眼科での利用が多く，単一波長できわめて指向性が強く，熱凝固作用があるため，皮膚では火傷，眼では角膜炎，白内障，網膜損傷などを起こし，失明することもある．予防には保護具を着用する．

4）マイクロ波
レーダー，電子レンジ，ジアテルミーなどに利用され，生体内への深達作用と熱作用のために，白内障，体温上昇，組織壊死などを引き起こすおそれがある．また，睾丸への影響として一時的な無精子症も報告されている．

2．職業癌

（1）職業癌の歴史と発癌性
作業環境下において何らかの特定な物理，化学，生物学的因子による曝露が行なわれ，その事態との関連で作業者に悪性腫瘍が発症し，推定される因子と発ガンとの間で因果関係が立証された場合には，このような発生機序で出現したガンを職業癌と定義している．英国の外科医師 P.Pott は 1775 年に煙突掃除人から生じた陰嚢癌を報告して以来，ドイツでは Rehn によりアニリン染料工場の従業員に発生した膀胱癌が報告されている．また，山極勝三郎，市川厚一は 1914（大正 3）年，コールタールをウサギの耳に1年以上も塗り続けることによって，世界で初めて実験腫瘍をつくりあげることに成功し，その後にコールタール取り扱い作業などによる皮膚癌が内外で報告されている．英国の W. E. Cook と E. L. Kennaway は，1930 年にベンゾピレン（ベンツピレン），メチルコラントレンという発癌性炭化水素の分離に成功し，アニリン染料工場の発癌物質は β-ナフチルアミンやベンジジンであることが同定されている．また，わが国でも 1936（昭

表8-5 職業癌の歴史

年	報告者	職業,発癌物質など
1775	Pott	煙突掃除人→陰嚢癌
1822	Paris	ヒ素→皮膚癌
1876	Volkman	コールタール→皮膚癌
1879	Harting & Heese	電離放射線→肺癌
1894	Unna	紫外線→皮膚癌
1895	Rehn	アニリン染料工場→膀胱癌
1910	Wilson	頁岩油,鉱物油→皮膚癌
1911	Pfeil	クロム製造→肺癌
1915	山極,市川	コールタール→実験的皮膚癌
1922	Kennaway	発癌性化学物質分離
1926	Prunes	硝石→皮膚癌
1932	Grenfell	アゾ色素→実験的肝癌
1935	Lynch & Smith	アスベスト→肺癌
1936	黒田,川畑	ガス炉工→肺癌
1938	Hueper	β-ナフチルアミン→実験的膀胱癌
1945	Case	染料工業の疫学研究
1951	吉田	代謝と発癌
1967	(英国)	発癌物質に法的規則
1972	(日本)	発癌物質に法的規則
1973	Creech	塩ビモノマー→肝血管肉腫

和11)年に黒田,川畑によってガス炉工の肺癌が報告されている.その後も石綿,ニッケル,クロム,ヒ素などの無機物や芳香族多環炭化水素,マスタードガスなどの有機物,または,電離放射線,紫外線などの電磁波子その他いろいろの化学物質による職業癌が見られている(表8-5).

我が国では過去にはベンジジンまたはβ-ナフチルアミンによる尿路系腫瘍が多くみられ,1972(昭和47)年以来これらの物質は製造禁止になっている.職業癌に関しては,その後は尿路系腫瘍の悪性腫瘍全体に対する割合は低下しているが,一方,呼吸器系悪性腫瘍の比率が高くなっている.職業由来の皮膚癌の発生は我が国では体質遺伝面での関与もあり頻度は少ないが.欧米諸国では最も多く,職業癌全体の75%を占めており,次いでは膀胱癌が認められ,肺癌は皮膚癌の10分の1くらいの頻度で,人種別によって多少の違いがみられるが,最近では増加傾向が見られている.

(2) 予防対策

職業癌の予防対策のためには,第1に発癌性についての予測ならびに評価が必

要である．第2に発癌性物質の製造およびそれらの使用には，因果関係が明白に認められた物質に関しては法的な禁止措置が必要であり，実際面ではで規制の尊守が必要である．第3に作業環境における発癌物質の取り扱いでは作業者が保護具やその他の手段により直接的な曝露・接触を避ける必要があり，管理濃度を基準として環境管理を十分に施行し，取り扱い設備を密閉化する必要や発ガンを含めた職業病発生の対策としての各種の定期健康診断が最重要である．

英国では1967年に発癌物質に対する法的規制を設けており，我が国においても労働安全衛生関連法規のなかに各種の規制が盛込まれて実際に施行されている．職業癌などの健康障害を起こす催腫瘍性物質に対しては特定化学物質等障害予防規則（特化則）をはじめとする各種の法規による規制がなされている．表8-6に示すように健康障害への危険性の水準を柱に，製造禁止となっている物質，有害性が強く，製造には厚生労働大臣の許可を必要とする許可物質，健康診断や作業環境測定の記録の30年間保存が義務づけられている特別管理物質等に区分されている．

新規物質の輸入や製造する場合には，労働安全衛生関連法規により発癌性を含む安全基準の実証をふまえた申請ならびに許可が必要であるが，最近では年間に1,000種類を超える新規の化学物質が産業領域では出現しており，それらの全ての安全性に関しての長期のフォローが困難な部分が見られているのが現状である．

職業癌の発生状況を把握するのは容易ではなく，概して曝露期間と曝露量による推定が基底となっているわけであるが，一般に癌発生の潜伏期間が長く，例えば職業性膀胱癌の場合は平均潜伏期間が16年，タールや鉱物油による皮膚癌の場合は20年以上であり，石綿による悪性中皮腫では20～30年に至っている．潜伏期間が長期にわたると関与する因子を同定するのが難しく，因果関係が不明確になりやすい．従って過去に癌原物質の職業性曝露を受けた方達を対象として一定の条件を満たせば申請によって健康管理手帳が支給され退職後の追跡と健康管理がなされており，また，企業ベースでも定年離職者を対象とするフォローとして広範囲な健診を定期的に施行している部分も見られる．

表8-6 職業癌発生防止のための規則

	癌のおもな発生部位
禁止物質（安全衛生法第55条）	
黄りんマッチ	
ベンジジンおよびその塩	膀胱
4-アミノジフェニルおよびその塩	膀胱
石綿（アスベスト）	肺，胸膜
4-ニトロジフェニルおよびその塩	膀胱
ビス（クロロメチル）エーテル	膀胱
β-ナフチルアミンおよびその塩	膀胱
ベンゼンを含有するゴムのりで，その含有するベンゼンの容量が当該ゴムのりの溶剤の5%をこえるもの	
許可物質（安全衛生法第56条）	
ジクロルベンジジンおよびその塩	
α-ナフチルアミンおよびその塩	
オルト-トリジンおよびその塩	
ジアニシジンおよびその塩	
ベリリウムおよびその化合物	肺
ベンゾトリクロリド	肺，鼻腔
特別管理物質（安全衛生法第22条，第23条，特定化学物質等傷害予防規則）	
エチレンイミン	
塩化ビニル	肝
オーラミン	膀胱
クロム酸およびその塩	肺，副鼻腔
クロロメチルエーテル	肺
コールタール	皮膚，肺，膀胱，消化器
三酸化ヒ素とその化合物	皮膚，肺，肝
3,3'-ジクロロ-4,4'-ジアミノジフェニルメタン	
重クロム酸およびその塩	
ニッケルとその化合物（含むニッケルカルボニル）	肺，副鼻腔
パラ-ジメチルアミノアゾベンゼン	
ベーターブロピオラクトン	
ベンゼン	造血組織
マゼンタ	
ほか合計36種	

3. じん肺症

(1) 歴史と病変

　職業性疾患としてのじん（塵）肺症の歴史は古く，世界各国の鉱山において問題になっており，1890年代には金鉱山の多い南アフリカの鉱山において珪肺が発生し，産業革命発祥の地である英国においては1910年代に石綿肺が問題となった．その後もアルミニウムやタルクによるじん肺がみられている．わが国においても16世紀に金銀の鉱山の開発が盛んに行なわれ，既に江戸時代の文献において佐渡の金山や，石見銀山，生野鉱山でのじん肺症と考えられる記載がみられ，地方的に"よろけ""よいよい"といった症状を病名にしてのじん肺症が多発していた．我が国では1930年に珪肺が業務上の疾病として認められ，1955年には珪肺法が，1960年には他種の鉱物性粉じんによるじん肺も対象としたじん肺法の成立をみている．

　じん肺症は鉱物性粉じんのみでなく，有機性粉じんをも含め各種の粉じんを多量に含む空気を長期間にわたって吸入することにより生じる肺組織の線維化と肺機能低下を主体とする疾患である．コルクや穀物などの有機性粉じんによってもじん肺症が生じ，我が国特有のものとしては線香製造に伴う線香肺がみられる．

　吸い込まれた粉じんは気道，気腔のいずれにも沈着し，気管支粘膜の繊毛の働きにより，痰となったりして体外に出されることが多い．しかし，0.1μm以下の粒径の粉じんは気道深部まで達しやすく，肺胞への沈着性も高い（図8-6）．肺胞内の粉じんは白血球やリンパ球などのマクロファージにより貪食され，一部は気道を経て排泄される．残りはリンパ管に吸収されたり，固定喰細胞の働きにより肉芽腫性病変の形成や結節性線維増殖性の変化を起こす．線維増殖が進展し結節をつくり，しだいに融合し病塊が拡大し肺気腫状になる．更に進行すると肺機能は著しく低下し，ついには肺性心となる．こうして肺胞内に捕捉された粉じんは長い年月の間に徐々に障害を現し，病変は進行性で不可逆性である．

　じん肺症の合併症は粉じんの種類により異なる．一般的には続発性気管支炎，続発性気管支拡張症，続発性気胸，結核性胸膜炎，肺結核症がみられる．珪肺症は既存の肺結核を悪化させ，そして合併した肺結核は肺結核単独の場合に比べ難治性であり予後不良である．石綿肺の場合には，肺内で石綿（アスベスト）が鉄蛋白におおわれ，石綿小体となり，喀痰中にも検出されることがある．これが肺

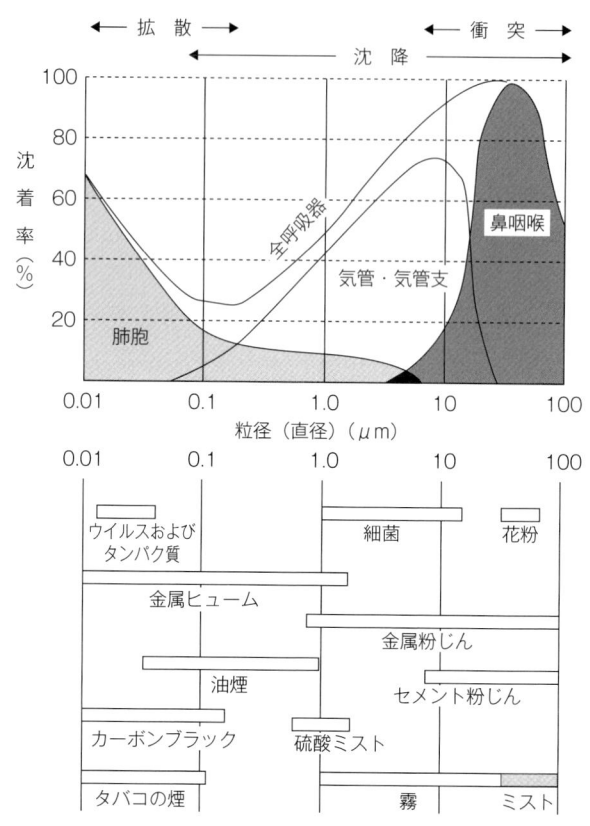

図8-6 じんあい粒径と呼器内沈着率および各種粉じん，粒子（エアロゾル）の粒径範囲
(外山敏夫，香川　順：スモッグの中の生活，角川書店)

に沈着し，肺癌，悪性中皮腫の誘引となる場合もある．1970年代に人体や環境への有害性が問題となり，2006年からは特別なシール材を除いて製造禁止となっており，2011年からは石綿製剤は製造が全面的に禁止となる．しかしながら石綿の場合は曝露から発症に至るまでの経過が約20年を要し，過去において石綿の製造や取り扱いに従事していた人たちからは肺癌や悪性中皮腫の発生がみられており，この状態は当分の間続くと予想されている．今後もアスベストに曝露される危険性は，過去にアスベストが建物などの断熱材として広く使用されているので，問題はこれらの建造物の取り壊し作業の際に十分な保護手段が取られない

表8-7　じん肺症の診断（じん肺法の規定によるものを含む）

粉じん作業職歴：粉じん曝露量の推定
所見：既往症の調査，自覚症状，その他の他覚所見の有無の検査
現症：胸部の聴打診を含む内科診察
胸部エックス線写真検査：直接撮影（胸部全域），特殊撮影（CT等）
胸部臨床検査：喀痰検査，結核精密検査（結核菌検査を含む）など
肺機能検査：一次検査「肺換気能検査（スパイログラム），パーセント肺活量（%VC），
　　　　　　　　一秒率（$FEV_{1.0}$%），最大呼出速度」
　　　　　　二次検査「血液ガス分析（酸素，炭酸ガス分圧），肺機能・動脈血酸素分圧較差」

表8-8　じん肺の管理区分とその措置（じん肺法による）

じん肺管理区分		じん肺健康診断の結果	措置
管理1		じん肺の所見がないと認められるもの	
管理2		X線写真の像が第1型で，じん肺による著しい肺機能の障害がないと認められるもの	粉じん曝露の低減措置
管理3	イ	X線写真の像が第2型で，じん肺による著しい肺機能の障害がないと認められるもの	（勧奨）——作業転換の努力義務
	ロ	X線写真の像が第3型または第4型（大陰影の大きさが一側の肺野の3分の1以下のものに限る）でじん肺による著しい肺機能の障害がいと認められるもの	（指示）——作業転換の義務
管理4		(1) X線写真の像が第4型（大陰影の大きさが一側の肺野の3分の1をこえるものに限る）と認められるもの (2) X線写真の像が第1型，第2型，第3型または第4型（大陰影の大きさが一側の肺野の3分の1以下のものに限る）で，じん肺による著しい肺機能の障害があると認められるもの	療養
		管理2または3で合併症罹患	

型	X線写真の像
第1型	両肺野にじん肺による粒状影または不整形陰影が少数あり，かつ，大陰影（じん肺によるものに限る．以下同じ）がないと認められるもの
第2型	両肺野にじん肺による粒状影または不整形陰影が多数あり，かつ大陰影がないと認められるもの
第3型	両肺野にじん肺による粒状影または不整形陰影がきわめて多数あり，かつ大陰影がないと認められるもの
第4型	大陰影があると認められるもの

と，従事する作業者への曝露の可能性が残存する．さらに建物の取り壊し時には，周囲の解放環境へ高濃度に拡散することも考えられ，職業性曝露を超えた可能性が考えられるので，これらの事態に対する万全の対策が必要である．

（2）診断と予防対策

じん肺症の診断には表8-7のような調査や検査が必要である．じん肺のX線写真像は陰影（粒状陰影，不整形陰影）が増すに伴って（表8-8），病像は第1型，第2型，第3型と進み，第4型では大陰影があると認められた場合である．粒状陰影を示す代表例として珪肺があり，石綿肺の場合には線状，網状，蜂窩状などの不整形陰影を呈しやすい．

じん肺管理区分は健康診断の結果により管理1から管理4に区分される（表8-8）．じん肺症に対し臨床的に有効な治療法は確立されていないので，じん肺の進行防止と合併症，続発症の防止に重点が置かれている．管理2以上の人々に対しては，粉じんに曝露される程度を低減させるための努力および非粉じん職場への配置転換の努力義務がある．「管理3のロ」においては作業転換の義務が指示されている．

じん肺は発生要因が吸入する粉じんにあるので，作業環境対策が予防のために大切である．作業環境管理対策としては発じんを伴わない作業方法や工程への変換であり，発じん発生源に対しては除じん装置を付けた密閉型の局所排気装置の設置，個人防護としては保護具ならびに防じんマスクの着用が必要である．

4．生物的原因などによる健康障害

（1）生物的原因による健康障害

生物的原因による職業性疾患として，病原微生物による感染症や動・植物をアレルゲンとするアレルギー疾患，更にはは炎症性変化，じん肺性病変があげられる．職種では医療関連従事者は各種の感染症に感染する危険性が高い．以前は水田，湿地作業など農業労働において，回虫や肝・肺ジストマなどの寄生虫症などの感染症に罹患する場合が多かった．かつては新潟，秋田地方の河川流域におけるツツガムシ病，山梨，岡山，佐賀地方での日本住血吸虫病が風土病として特に農作業者にとって危険な存在であった．また，黄疸出血性スピロヘータの経口的または，経皮的感染によって起こる急性感染症であるワイル病の発生が大正年間

表 8-9 職業性アレルギー

	原因物質
気管支喘息	コンニャク粉,木材粉じん(米杉,クワ,ラワン),熟蚕尿,蚕蟻りん毛,ホヤ,獣毛,羊毛,クロム塩
アレルギー性皮膚炎	セメント(クロム塩),ジクロルベンゼン,パラフェニレンジアミン
光アレルギー性皮膚炎	スルファミン,ビスフェノール,フェノチアジン
薬局アレルギー	ジアスターゼ,クロルプロマジン
過敏性肺臓炎	放射菌類(農夫肺,砂糖きび肺),鳥類の血清蛋白・排泄物(鳥飼病)

には筑豊炭田の炭坑夫に多くみられ,炭坑労働者の職業病に指定され,料理人,鮮魚業,農業従事者にも感染の危険性を有した.ワイル病の症状は,4日から10日の潜伏期の後に発熱,頭痛,悪心,下痢,筋痛,眼球結膜充血から,次第に黄疸が強くなるが,2週間以後に回復に向かい,予後は良好である.

じん肺症は鉱物性粉じんが主な原因ではあるが,タルク,線香,綿じんなど有機性粉じんによっても発症がみられる.有機性粉じん物質による病変としてはこのほかにアレルギー性病変や類炎症性病変もみられる.綿粉じんは気管支炎,肺炎などを起こしやすい.

うるしやチーク材,果汁,球根などは接触性皮膚炎を発生させ,木工業,食品業,農業従事者に発生が多い.穀物や綿実は湿疹の原因となる.水虫は湿潤な条件において罹患しやすく,防護衣着用の職場のみならず,密閉型の靴を常用する作業者の多くに感染の機会がある.

(2) 職業性アレルギー

職業性アレルギー性疾患は作業環境にアレルギーの原因となるアレルゲンがあり,それに感受性のある人々が罹患する.多くは作業環境下での原因物質の曝露によって引き起こされる気管支喘息,アレルギー性鼻炎,アレルギー性眼炎,接触性皮膚炎,じん麻疹などであり,広範囲には農夫肺などの過敏性肺炎も含まれる(表8-9).

アレルギー性反応はアレルゲンの作用後の反応の現れ方により,即時型と遅延型の2つに区分される.気管支喘息,じん麻疹,アレルギー性鼻炎などは即時型アレルギーで,接触性皮膚炎などは曝露を受けた後に,一定の時間の経過で出現する遅延型アレルギーである.アレルゲンが気道や皮膚から体内に入り,生体蛋白と結びついて抗原となり,生体ではこれに対し抗体を産生し,その後再び同種

のアレルゲンが入ると過敏反応としてアレルギー症状を起こす．気管支にアレルギー反応が起これば主として気管支喘息の症状を呈し，肺臓であれば過敏性肺炎，皮膚であれば接触性皮膚炎となる．

　アレルギー性疾患は広範囲にわたる原因物質によって起こり，多様の症状を呈する．関東大震災後には輸入された米杉による喘息がみられ，その後もラワンやホウの木などの木材による喘息が木工業で職業性喘息として注目された．コンニャクの根茎を精製したコンニャク粉による喘息や生カキ貝の脱殻時にカキ殻に着生しているホヤ類の体液成分が抗原となるホヤ喘息など動・植物性の抗原による喘息が農林漁業などでみられる．養蚕業ではマユ屑や蛹によるアレルギー性眼炎がみられる．

　枯草熱（hay fever）の多くは，抗原として杉やブタクサの花粉や胞子類などによる反応性のアレルギー様鼻炎を主体とする炎症であり，くしゃみ，鼻閉，水様性鼻漏を主症状とし，発熱はほとんどみられない．その他の抗原としては獣毛などの粉じんも可能性があるが，乾草によるものは現在では相対的に少なくなっている．

　過敏性肺炎（外因性アレルギー性肺胞炎）の病変は，肺内の肺胞壁や間質に生じ，各種の抗原が原因となるが，農夫肺では抗原として放射菌を含んだ干し草のほこりや真菌類の胞子の吸い込みの場合が多く，その他の胞子や細菌，異種蛋白などの有機性粉じんによっても発症をみる．農夫肺の急性症状としては数時間で頭痛，悪寒，発熱などを伴い，呼吸器系に拘束性換気障害，拡散障害を伴い，慢性的には肺の線維化から拘束性変化を起す．他にもサイロ内の干し草から発生した二酸化窒素ガスが原因となり発症する急性閉塞性線維性細気管支炎であるサイロ病（silo-filler's disease）等もあり，症状としては高濃度の二酸化窒素ガスに短期間曝露された後で咳や呼吸困難を生じ，一旦回復したのち，数週間後に再び悪感，発熱，呼吸困難を起こし，肺水腫などで死亡することもある．

<コラム：花粉症>

　花粉症に関してはローマ帝国時代のガレヌス（医師）による記載があり，古代中国の記録にもみられる．西暦1000年頃のアラビア医学ではその治療法が示されているが，近代的な報告は1819年に英国の医師Bostockの病状や治療に関する詳細な記録が最初である．

　花粉症（pollinosis）は別名で枯草熱（hay fever）とも称され，花粉の飛散期に一致して，くしゃみ，鼻水，鼻つまり等の症状が起こるアレルギー性鼻炎，目のかゆみや涙がでるアレルギー性結膜炎，痒み，その他の皮膚の症状で示される花粉皮膚炎，そして喘息の症状を示す花粉喘息，のどの不快感の症状のアレルギー性咽喉頭炎などが含まれる．発症は最近の全国調査の結果によると平均15％に及んでおり，原因としては約70％が杉花粉であり，その他としてはヒノキやブタクサ等50種類以上のものが原因としてあげられている．地域的には全国で発症がみられるが，北海道や沖縄ではほとんどみられない．

　発症のメカニズムとしては吸い込んだ花粉がアレルゲンとして作用し，鼻粘膜に抗原として侵入し鼻粘膜の中にあるアレルギー細胞である肥満細胞を取り囲んでいる免疫グロブリンE（IgE）が杉花粉の抗原をとらえて，肥満細胞が活性化してヒスタミンが放出され鼻粘膜の神経を刺激して，くしゃみや鼻汁を生ずる．一旦このような感作状態が起きると，再度吸入された花粉による症状は，増悪傾向がみられる．治療としては，他のアレルギーに対する療法と根本的には同じで，対症療法としては点眼，点鼻薬による局所療法，内服薬，あるいはレーザー，超音波，高周波等による外科的療法等があるが，根治療法としては原因の抗原（花粉）の除去と回避，そして減感作療法（抗原特異的免疫療法）として，花粉の抽出液の濃度を段階的に高くして注射し花粉に対する免疫を作る方法等がある．

　職業病としての花粉症もあり，植物を扱う職種の人達にみられ，花の栽培や販売に従事する人々，植木の選定をしている植木職人，そして森林伐採に携わる人々等にみられる場合がある．花粉症に罹患する人々の数は年々増加傾向にあり，特に小児の花粉症が増加傾向がみられる．

（赤松　隆）

付表・付図

付表 1　事務所の環境衛生基準
付表 2（a）　健康に係る主な有害物質についての排水基準
付表 2（b）　生活環境に係る汚染状態についての排水基準
付表 3（a, b, c）　有害物質を含有する家庭用品の規制基準概要
付表 4　大気汚染物質の環境基準
付表 5　水質汚濁に係る環境基準：人の健康の保護に関する環境基準
付表 6（a, b）　騒音に係る環境基準（地域の騒音）
付表 6（c, d）　騒音に係る環境基準（航空機，新幹線鉄道）
付表 7　特定工場等において発生する振動の規制に関する基準
付表 8　栄養素等摂取量の年次推移
付表 9　食品群別摂取量の年次推移
付表 10（a, b）　日本人の食事摂取基準
付表 11　衛生・公衆衛生年表
付表 12　労働力人口の年次比較
付表 13　労働災害・交通災害・火災による被災者数
付表 14（a）高温の許容基準
付表 14（b）RMRと代謝エネルギー
付表 15（a）寒冷の許容基準
付表 15（b）風の冷却力を示す等価冷却温度（℃）
付表 15（c）各種衣服の保温性（クロ値）
付図 1　作業強度別の気温と必要とされる衣服の保温力との関係

付表1　事務所の環境衛生基準

項目				基準
事務室の環境管理 / 空気環境	気積			10m³/人以上とすること
	窓その他の開口部			最大開放部分の面積が床面積の1/20以上とすること
	室内空気の環境基準	一酸化炭素		50ppm以下とすること
		二酸化炭素		0.5%以下　〃
	温度	10℃以下のとき		暖房等の措置を行うこと
		冷房実施のとき		外気温より著しく低くしないこと
	空気調和設備	供給空気の清浄度	浮遊粉じん（約10マイクロメートル以下）	0.15mg/m³以下とすること
			一酸化炭素	10ppm以下　〃
			二酸化炭素	0.1%以下　〃
			ホルムアルデヒド	0.1mg/m³以下　〃
		室内空気の基準	気流	0.5m/s以下　〃
			室温	17℃以上28℃以下となるように努めること
			相対湿度	40%以上70%以下　〃
		測定（中央管理方式の空気調和設備を設けている場合）		室温，湿度，一酸化炭素，二酸化炭素について2月以内ごとに1回定期に行うこと　室温及び湿度については1年以上基準を満たした場合には，夏（6～8月）及び冬（12～2月），春（3～5月）（又は秋（9～11月））の年3回にすることができる
	機械換気設備	供給空気の清浄度	浮遊粉じん（約10マイクロメートル以下）	0.15mg/m³以下とすること
			一酸化炭素	10ppm以下　〃
			二酸化炭素	0.1%以下　〃
			ホルムアルデヒド	0.1mg/m³以下　〃
		室の気流		0.5m/s以下　〃
	ホルムアルデヒド			室の建築，大規模の修繕，大規模の模様替（以下「建築等」）を行った場合は，当該建築等を完了し，当該室の使用を開始した日以後最初に到来する6月から9月までの期間に1回測定すること

付表1 つづき

採光・照明	照度	精密な作業	300ルクス以上とすること
		普通の作業	150ルクス以上 〃
		粗な作業	70ルクス以上 〃
	採光・照明の方法		①明暗の対照を少なくすること（局所照明と全般照明を併用）局所照明に対する全般照明の比は約1/10以上が望ましい
			②まぶしさをなくすこと 光源と眼とを結ぶ線と視線とがなす角度は30度以上が望ましい
	照明設備の点検		6月以内ごとに1回定期に行うこと
清潔	清掃等の実施	大掃除	6月以内ごとに1回定期に，統一的に行うこと
		ねずみ，昆虫等の発生場所，生息場所及び侵入経路並びにねずみ，昆虫等による被害の状況の調査	6月以内ごとに1回定期に，統一的に行うこと
	廃棄物		労働者は，廃棄物を一定の場所に棄てること
	便所	区別	男性用と女性用に分けること
		男性用大便所	60人以内ごとに1個とすること
		男性用小便所	30人以内ごとに1個とすること
		女性用便所	20人以内ごとに1個とすること
		便池	汚物が土中に浸透しない構造とすること
		手洗い設備	流出する清浄な水を十分に供給すること
	洗面		洗面設備を設けること
	被服汚染の作業		更衣設備を設けること
	被服湿潤の作業		被服の乾燥設備を設けること
休養	休憩		休憩の設備を設けるように努めること
	夜間の睡眠，仮眠		睡眠又は仮眠の設備を設けること
	50人以上又は女性30人以上		休養室又休養所を設けること
	持続的立業		いすを備付けること
救急用具の備え付け			負傷者の手当に必要な用具，材料を備えること

注：事務所換気設備設置届に関する規定については，平成6年7月1日より，本規則から労働安全衛生規則へ統合された
（事務所衛生基準規則より引用改変）

付表2(a) 健康に係る主な有害物質についての排水基準

	許容限度
カドミウムとその化合物	カドミウムとして 0.1mg/ℓ
シアン化合物	シアンとして1mg/ℓ
有機リン化合物*	1mg/ℓ
鉛及びその化合物	鉛として0.1mg/ℓ
6価クロム化合物	6価クロムとして0.5mg/ℓ
ヒ素及びその化合物	ヒ素として0.1mg/ℓ
水銀及びアルキル水銀その他の水銀化合物	0.005mg/ℓ
アルキル水銀化合物	検出されないこと
PCB	0.003mg/ℓ
トリクロロエチレン	0.3mg/ℓ
テトラクロロエチレン	0.1mg/ℓ

注:*はパラチオン,メチルパラチオン,メチルジメント及びEPNに限る.
　　他に16物質について基準あり

付表2(b) 生活環境に係る汚染状態についての排水基準

	許容限度
水素イオン濃度(pH)	海域以外の公共用水域に排出されるもの 5.8以上8.6以下 海域に排出されるもの 5.0以上9.0以下
生物化学的酸素要求量(BOD)	160(日間平均120)mg/ℓ
化学的酸素要求量(COD)	160(日間平均120)mg/ℓ
浮遊物質量(SS)	200(日間平均150)mg/ℓ
ノルマルヘキサン抽出物質含有量(鉱油類含有量)	5mg/ℓ
ノルマルヘキサン抽出物質含有量(動植物油脂類含有量)	30mg/ℓ
フェノール類含有量	5mg/ℓ
銅含有量	3mg/ℓ
亜鉛含有量	2mg/ℓ
溶解性鉄含有量	10mg/ℓ
溶解性マンガン含有量	10mg/ℓ
クロム含有量	2mg/ℓ
フッ素含有量	15mg/ℓ
大腸菌群数	日間平均3,000個/cm^3
窒素含有量	120mg/ℓ(日間平均60)
リン含有量	16mg/ℓ(日間平均8)

付表3（a）　有害物質を含有する家庭用品の規制基準概要

有害物質	用途	対象家庭用品	基準	基準設定の考え方	毒性
塩化水素 硫酸	洗浄剤	住宅用の洗浄剤で液体状のもの（塩化水素又は硫酸を含有する製剤たる劇物を除く）	酸の量として10％以下及び所定の容器強度を有すること	容器の破損等により内容物がこぼれ、人体に被害を及ぼさないようにするもの	皮膚障害，粘膜の炎症，吸入によって肺障害
塩化ビニル	噴射剤	家庭用エアゾル製品	所定の試験法で検出せず（赤外吸収スペクトル法）	塩化ビニル（モノマー）が発がん性を有することから、家庭用品への使用は認めないもの	発がん性
4，6-ジクロル-7-（2，4，5-トリクロルフェノキシ）-2-トリフルオルメチルベンズイミダゾール（略称：DTTB）	防虫加工剤	繊維製品のうち おしめカバー，下着，寝衣，手袋，くつした，中衣，外衣，帽子，寝具，床敷物 家庭用毛糸	30ppm以下（試料1g当たり30μg以下）（電子捕獲型検出器付きガスクロマトグラフ）	経皮・経口急性毒性が極めて強く，肝臓障害や生殖器障害等の毒性を有し，また抗原性も有していることから，家庭用品への使用を認めないもの	経皮・経口急性毒性 肝臓障害生殖器障害
ジベンゾ［a, h］アントラセン	木材防腐剤	①クレオソート油を含有する家庭用の木材防腐剤及び木材防虫剤 ②クレオソート油及びその混合物で処理された家庭用の防腐木材及び防虫木材	①10ppm以下（試料1g当たり10μg以下）（ガスクロマトグラフ質量分析計） ②3ppm以下（試料1g当たり3μg以下）（ガスクロマトグラフ質量分析計）	発がん性を有することから、家庭用品への使用を規制するもの	発がん性
水酸化ナトリウム 水酸化カリウム	洗浄剤	家庭用の洗浄剤で液体状のもの（水酸化ナトリウム又は水酸化カリウムを含有する製剤たる劇物を除く）	アルカリの量として5％以下及び所定の容器強度を有すること	容器の破損等により内容物がこぼれ、人体に被害を及ぼさないようにするもの	皮膚障害 粘膜の炎症
テトラクロロエチレン	溶剤	家庭用エアゾル製品 家庭用洗浄剤	0.1％以下（電子捕獲型検出器付きガスクロマトグラフ）	継続的に人体に吸収された場合には体内蓄積し，肝障害，腎障害又は中枢神経障害を起こすおそれがあるので，家庭用品への使用を規制するもの	肝障害，腎障害，中枢神経障害
トリクロロエチレン	溶剤	家庭用4エアゾル製品 家庭用の洗浄剤	0.1％以下（電子捕獲型検出器付きガスクロマトグラフ）	継続的に人体に吸収された場合には、中枢神経障害，肝障害，腎障害又は皮膚障害を起こすおそれがあるので，家庭用品への使用を規制するもの	肝障害，腎障害，中枢神経障害，皮膚障害
トリス（1-アジリジニル）ホスフィンオキシド（略称：APO）	防炎加工剤	繊維製品のうち 寝衣，寝具，カーテン，床敷物	所定の試験法で検出せず（炎光光度型検出器付きガスクロマトグラフ）	経皮、経口毒性が強く、また、造血機能障害等の毒性もあることから、家庭用品への使用は認めないもの	経皮，経口急性毒性 造血機能障害 生殖機能障害

付表3 (b) 有害物質を含有する家庭用品の規制基準概要

有害物質	用途	対象家庭用品	基準	基準設定の考え方	毒性
トリス (2, 3-ジブロムプロピル) ホスフェイト (略称：TDBPP)	防炎加工剤	繊維製品のうち寝衣、寝具、カーテン、床敷物	所定の試験法で検出せず（炎光光度型検出器付きガスクロマトグラフ）	発がん性を有し、また、経皮的にも吸収されやすいことから、家庭用品への使用は認めないもの	発がん性
トリフェニル錫化合物	防菌・防かび剤	繊維製品のうちおしめ、おしめカバー、よだれ掛け、下着、衛生バンド、衛生パンツ、手袋、くつした家庭用接着剤、家庭用塗料家庭用ワックスくつ墨及びくつクリーム	所定の試験法で検出せず（フレームレス原子吸光法及び薄層クロマトグラフ）	劇物であり、皮膚刺激性を有し、また、経皮的にも吸収されやすいことから、家庭用品への使用は認めないもの	皮膚刺激性経皮・経口急性毒性
トリブチル錫化合物	防菌・防かび剤	繊維製品のうちおしめ、おしめカバー、よだれ掛け、下着、衛生バンド、衛生パンツ、手袋、くつした家庭用接着剤家庭用塗料家庭用ワックスくつ墨及びくつクリーム	所定の試験法で検出せず（フレームレス原子吸光法及び薄層クロマトグラフ）	劇物であり、皮膚刺激性を有し、また、経皮的にも吸収されやすいことから、家庭用品への使用は認めないもの	皮膚刺激性経皮・経口急性毒性
ビス (2, 3-ジブロムプロピル) ホスフェイト化合物	防炎加工剤	繊維製品のうち寝衣、寝具、カーテン、床敷物	所定の試験法で検出せず（炎光光度型検出器付きガスクロマトグラフ）	発がん性を有し、経皮的にも吸収されることから、家庭用品への使用を認めないもの	発がん性
ヘキサクロルエポキシオクタヒドロエンドエキソジメタノナフタリン（別名デイルドリン）	防虫加工剤	繊維製品のうちおしめカバー、下着、寝衣、手袋、くつした、中衣、外衣、帽子、寝具、床敷物家庭用毛糸	30ppm以下(試料1g当たり30μg以下)（電子捕獲型検出器付きガスクロマトグラフ）	経皮的にも吸収されて、体内蓄積する可能性があることから、家庭用品への使用は認めないもの	肝機能障害中枢神経障害
ベンゾ [a] アントラセン	木材防腐剤	①クレオソート油を含有する家庭用の木材防腐剤及び木材防虫剤②クレオソート油及びその混合物で処理された家庭用の防腐木材及び防虫木材	①10ppm以下(試料1g当たり10μg以下)（ガスクロマトグラフ質量分析計）②3ppm以下(試料1g当たり3μg以下)（ガスクロマトグラフ質量分析計）	発がん性を有することから、家庭用品への使用を規制するもの	発がん性

付表3（C） 有害物質を含有する家庭用品の規制基準概要

有害物質	用途	対象家庭用品	基準	基準設定の考え方	毒性
ベンゾ [a] ピレン	木材防腐剤	①クレオソート油を含有する家庭用の木材防腐剤及び木材防虫剤 ②クレオソート油及びその混合物で処理された家庭用の防腐木材及び防虫木材	①10ppm以下（試料1g当たり10μg以下）（ガスクロマトグラフ質量分析計） ②3ppm以下（試料1g当たり3μg以下）（ガスクロマトグラフ質量分析計）	発がん性を有することから、家庭用品への使用を規制するもの	発がん性
ホルムアルデヒド	樹脂加工剤	①繊維製品のうち　おしめ，おしめカバー，よだれ掛け，下着，寝衣，手袋，くつした，中衣，外衣，帽子，寝具であって生後24ヵ月以下の乳幼児のもの ②繊維製品のうち　下着，寝衣，手袋，くつした，たび ③かつら，つけまつげ，つけひげ，くつしただめに使用される接着剤	①所定の試験法で吸光度差が0.05以下，または16ppm以下（試料1g当たり16μg以下） ②③75ppm以下（試料1g当たり75μg）（アセチルアセトン法）	抗原性が強くアレルギー感作を起こしやすい。特に乳幼児は皮膚が敏感であることなどその特殊性を考慮して①について、ppm表示での基準を追加したが実質的な基準値の変更ではない。②③については、各種毒性試験結果より最大無作用量を算定し、家庭用品の使用態様に応じ基準値を設定した	粘膜刺激皮膚アレルギー
メタノール（別名メチルアルコール）	溶剤	家庭用エアゾル製品	5w／w％以下（水素炎型検出器付きガスクロマトグラフ）	劇物であり、視神経障害等の毒性を有し、特にエアゾル製品として使用されるとき経気道吸収されやすいことから、家庭用品への使用を制限するもの	視神経障害
有機水銀化合物	防菌・防かび剤	繊維製品のうち　おしめ，おしめカバー，よだれ掛け，下着，衛生バンド，衛生パンツ，手袋，くつした 家庭用接着剤 家庭用塗料 家庭用ワックス くつ墨及びくつクリーム	検出せず（バックグランド値としての1ppmを超えてはいけない）（原子吸光法）	経皮的にも吸収されて、体内蓄積する可能性があることから、家庭用品への使用は認めないもの	中枢神経障害 皮膚障害

付表4 大気汚染物質の環境基準

区分	二酸化硫黄 (SO₂)	一酸化炭素 (CO)	浮遊粒子状物質 (粒径10μm以下)	二酸化窒素 (NO₂)	光化学オキシダント (O₃, アルデヒド, PANなど)
環境基準値(数値は1時間値またはその平均値)	1日平均値が0.04ppm以下で,かつ1時間値が0.1ppm以下	1日平均値が10ppm以下で,かつ8時間平均値が20ppm以下	1日平均値が0.10mg/m³以下で,かつ1時間値が0.20mg/m³以下	1日平均値が0.04ppmから0.06ppmまでのゾーン内,またはそれ以下	1時間値が0.06ppm以下
環境基準の達成状況 (2007年)	一般測定局 99.7% 自動車排ガス局 100.0%	環境大気局 100.0% 自動車排ガス局 100.0%	一般測定局 96.4% 自動車排ガス局 93.7%	一般測定局 99.9% 自動車排ガス局 85.1%	一般測定局 0.3%

ベンゼン,トリクロロエチレン及びテトラクロロエチレン,ジクロロメタンに係る環境基準(平成13年,1月施行)
(厚生統計協会編:国民衛生の動向. 2007)

付表5 水質汚濁に係る環境基準：
人の健康の保護に関する環境基準

項目	基準値
カドミウム	0.01mg/ℓ 以下
全シアン	検出されないこと
鉛	0.01mg/ℓ 以下
六価クロム	0.05mg/ℓ 以下
ひ素	0.01mg/ℓ 以下
総水銀	0.0005mg/ℓ 以下
アルキル水銀	検出されないこと
PCB	検出されないこと
ジクロロメタン	0.02mg/ℓ 以下
四塩化炭素	0.002mg/ℓ 以下
1．2-ジクロロエタン	0.004 mg/ℓ 以下
1．1-ジクロロエチレン	0.02 mg/ℓ 以下
シス-1．2ジクロロエチレン	0.04mg/ℓ 以下
1．1．1-トリクロロエタン	1mg/ℓ 以下
1．1．2-トリクロロエタン	0.006mg/ℓ 以下
トリクロロエチレン	0.03mg/ℓ 以下
テトラクロロエチレン	0.01mg/ℓ 以下
1．3-ジクロロプロペン	0.002mg/ℓ 以下
チウラム	0.006mg/ℓ 以下
シマジン	0.003mg/ℓ 以下
チオベンカルブ	0.02mg/ℓ 以下
ベンゼン	0.01mg/ℓ 以下
セレン	0.01mg/ℓ 以下
硝酸性窒素・亜硝酸性窒素	10mg/ℓ 以下
フッ素	0.8mg/ℓ 以下
ホウ素	1mg/ℓ 以下

基準値は年間平均値とする．ただし，全シアンに係る基準値については，最高値とする．(平成15年11月施行)
(厚生統計協会編：国民衛生の動向．2007)

付表6（a, b） 騒音に係る環境基準（地域の騒音）

（a）道路に面する地域以外の地域

地域の類型	基準値	
	昼間	夜間
AA	50デシベル以下	40デシベル以下
A及びB	55デシベル以下	45デシベル以下
C	60デシベル以下	50デシベル以下

注：1）・地域の類型
　　AA：療養施設，社会福祉施設等が集合して設置される地域など特に静穏を要する地域
　　A：専ら住居の用に供される地域
　　B：主として住居の用に供される地域
　　C：相当数の住居と併せて商業，工業等の用に供される地域
　2）・時間の区分
　　昼間：午前6時から午後10時まで
　　夜間：午後10時から翌日の午前6時まで

（b）道路に面する地域

地域の区分	基準値	
	昼間	夜間
A地域のうち2車線以上の車線を有する道路に面する地域	60デシベル以下	55デシベル以下
B地域のうち2車線以上の車線を有する道路に面する地域及びC地域のうち車線を有する道路に面する地域	65デシベル以下	60デシベル以下

　この場合において，幹線交通を担う道路に近接する空間については，上表にかかわらず，特例として次表の基準値の欄に掲げるとおりとする．

基準値	
昼間	夜間
70デシベル以下	65デシベル以下

備考
　個別の住居等において騒音の影響を受けやすい面の窓を主として閉めた生活が営まれていると認められるときは，屋内へ透過する騒音に係る基準（昼間にあっては45デシベル以下，夜間にあっては40デシベル以下）によることができる．

（厚生統計協会編：国民衛生の動向，2008）

付表6（c, d） 騒音に係る環境基準（航空機，新幹線鉄道）

(c) 航空機

地域の種類	基準値（単位：WECPNL）
I	70以下
II	75以下

注：1) Iをあてはめる地域をもっぱら住居の用に供される地域とし，IIをあてはめる地域はI以外の地域であって通常の生活を保全する必要がある地域とすること．
2) 航空機騒音の評価は，ピークレベルおよび機数から算式により1日ごとの値（単位：WECPNL）を算出し，そのすべての値をパワー平均して行なうものとすること．

(d) 新幹線鉄道

地域の種類	基準値
I	70ホン以下
II	75ホン以下

注：Iをあてはめる地域は主として住居の用に供される地域とし，IIをあてはめる地域は商工業の用に供される地域などI以外の地域であって通常の生活を保全する必要がある地域とすること．

付表7　特定工場等において発生する振動の規制に関する基準

区域の区分 \ 時間の区分	昼間		夜間	
第一種区域	60dB以上	65dB以下	55dB以上	60dB以下
第二種区域	65dB以上	70dB以下	60dB以上	65dB以下

注：1) 振動の測定は，原則として，特定工場等の住居に面する敷地の境界線で行なうものとする．
2) 第一種区域とはおおむね第一種住居専用地域，第二種住居専用地域および住居地域をいい，第二種区域とはおおむね近隣商業地域，商業地域，準工業地域および工業地域をいう．ただし，必要があると認める場合はそれぞれの区域をさらに2区分することができる．
3) 学校病院等の敷地の周囲おおむね50mの区域内における当該基準は，都道府県知事が規制基準として定めた値以下当該値から5dBを減じた値以上とすることができる．

付表8　栄養素等摂取量の年次推移（全国，1人1日当たり）

		昭和50年 1975	55年 1980	60年 1985	平成2年 1990	7年 1995	9年 1997	11年 1999	12年 2000	13年 2001	14年 2002	15年 2003	16年 2004	17年 2005
エ ネ ル ギ ー	kcal	2,188	2,084	2,088	2,026	2,042	2,007	1,967	1,948	1,954	1,930	1,920	1,902	1,904
た ん ぱ く 質 ｛総量	g	80.0	77.9	79.0	78.7	81.5	80.5	78.9	77.7	73.4	72.2	71.5	70.8	71.1
動物性	g	38.9	39.2	40.1	41.4	44.4	43.9	42.3	41.7	39.9	39.0	38.3	38.0	38.3
脂 質 ｛総量	g	52.0	52.4	56.9	56.9	59.9	59.3	57.9	57.4	55.3	54.4	54.0	54.1	53.9
動物性	g	27.4	27.2	27.6	27.5	29.8	29.7	29.0	28.8	27.2	27.2	27.1	26.8	27.3
炭 水 化 物	g	337	313	298	287	280	273	269	266	274	271	270	266	267
カ ル シ ウ ム	mg	550	535	553	531	585	579	575	547	550	546	536	532	539
鉄	mg	13.4	13.1	10.8	11.1	11.8	11.6	11.5	11.3	8.2	8.1	8.1	7.8	8.0
食　塩（ナトリウム×2.54/1,000）	g	14.0	13.0	12.1	12.5	13.2	12.9	12.6	12.3	11.5	11.4	11.2	10.7	11.0
ビ タ ミ ン ｛A	IU	1,602	1,576	2,188	2,567	2,840	2,832	2,803	2,654	—	—	—	—	—
	μgRE[1]	—	—	—	—	—	—	—	—	981	939	922	879	604
B₁	mg	1.11	1.16	1.34	1.23	1.22	1.19	1.18	1.17	0.89	0.87	0.85	0.86	0.87
B₂	mg	0.96	1.01	1.25	1.33	1.47	1.43	1.43	1.40	1.22	1.21	1.18	1.17	1.18
C	mg	117	107	128	120	135	135	129	128	106	101	100	99	106
穀類エネルギー比率[2]	%	49.8	48.7	47.2	45.5	40.7	40.6	40.7	41.4	42.2	42.1	42.5	42.0	42.2
動物性たんぱく質比率[2]	%	48.6	50.3	50.8	52.6	54.5	54.5	53.6	53.6	54.3	52.3	51.9	52.0	52.1

注：1）RE：レチノール当量．平成17年より栄養素等摂取量の算出に使用されている「五訂増補日本食品標準成分表」では，レチノール当量の算出式が変更されている．
　　2）これらの比率は個々人の計算値を平均したものである．
　　平成15年より強化食品，補助食品からの栄養素摂取量の調査を始めたため，平成15～17年のカルシウム，鉄，ビタミンB₁・B₂・Cの値は，「通常の食品」の数値を引用している．

（厚生労働省：国民健康・栄養調査報告より引用改変）

付表9　食品群別摂取量の年次推移（全国，1人1日当たり）

(g)

		昭和50年 1975	55年 1980	60年 1985	平成2年 1990	7年 1995	9年 1997	11年 1999	12年 2000	13年 2001	14年 2002	15年 2003	16年 2004	17年 2005
総	量	1,411.6	1,351.9	1,345.6	1,331.4	1,449.2	1,426.3	1,400.6	1,379.6	2,041.5	2,042.0	2,070.6	2,068.2	2,080.7
穀類	総量	340.0	319.1	308.9	285.2	264.0	259.7	254.4	256.8	464.1	460.5	462.0	449.5	452.0
	米・加工品	248.3	225.8	216.1	197.9	167.9	165.4	162.4	160.4	356.3	353.6	356.0	343.0	343.9
	小麦・加工品	90.2	91.8	91.3	84.8	93.7	92.2	89.8	94.3	99.6	98.0	96.6	98.4	99.3
	その他の穀類・加工品	1.5	1.5	1.5	2.6	2.5	2.1	2.1	2.1	8.1	8.9	9.3	8.1	8.8
いも類	総量	60.9	63.4	63.2	65.3	68.9	69.4	67.7	64.7	63.0	62.5	59.7	60.5	59.1
	さつまいも・加工品	11.0	10.4	10.7	10.3	10.8	9.8	10.4	9.3	7.1	7.7	7.1	7.1	7.2
	じゃがいも・加工品	22.1	23.2	25.6	28.2	30.3	32.0	30.5	30.5	31.5	30.2	28.5	29.3	28.5
	その他のいも・加工品	27.8	29.8	26.9	26.7	27.8	27.6	26.7	24.9	24.5	24.6	24.0	24.1	23.5
砂糖・甘味料類		14.6	12.0	11.2	10.6	9.9	9.7	9.5	9.3	7.2	7.2	7.2	7.1	7.0
豆類	総量	70.0	65.4	66.6	68.5	70.0	70.9	70.4	70.2	57.2	58.9	58.1	61.5	59.3
	大豆・加工品	67.2	63.2	64.3	66.2	68.0	68.9	68.4	68.4	55.3	57.3	56.4	59.8	57.7
	その他の豆・加工品	2.8	2.2	2.3	2.3	2.0	2.0	2.0	1.9	2.0	1.6	1.7	1.7	1.5
種実類		1.5	1.3	1.4	1.4	2.1	2.0	2.2	1.9	2.2	2.3	2.1	2.1	1.9
野菜類	緑黄色野菜	48.2	51.0	73.9	77.2	94.0	91.6	94.2	95.9	93.6	88.9	94.2	84.0	94.4
	その他の野菜	189.9	192.3	178.1	162.8	184.4	183.5	182.3	180.1	185.9	180.8	183.4	169.8	185.3
果実類		193.5	155.2	140.6	124.8	133.0	130.8	119.4	117.4	132.0	124.3	115.1	119.2	125.7
きのこ類		8.6	8.1	9.7	10.3	11.8	13.3	13.8	14.1	14.9	14.9	15.0	15.0	16.2
藻類		4.9	5.1	5.6	6.1	5.3	5.2	5.5	5.5	13.5	14.6	13.2	12.9	14.3
動物性食品	総量	303.3	313.3	318.7	340.0	366.8	355.3	351.2	338.7	378.5	371.9	327.7	331.4	324.7
	魚介類	94.0	92.5	90.0	95.3	96.9	98.2	94.3	92.0	94.0	88.2	86.7	82.6	84.0
	肉類	64.2	67.9	71.7	71.2	82.3	80.3	78.4	78.2	76.3	77.5	76.9	77.9	80.2
	卵類	41.5	37.7	40.3	42.3	42.1	40.8	40.4	39.7	36.8	36.5	36.6	34.4	34.2
	乳類	103.6	115.2	116.7	130.1	144.5	134.8	137.0	127.6	170.0	168.5	126.4	135.4	125.1

付表 9 つづき

油　脂　類	15.8	16.9	17.7	17.6	17.3	17.0	16.5	16.4	11.3	10.9	10.4	10.5	10.4
菓　子　類	29.0	25.0	22.8	20.3	26.8	24.2	23.1	22.2	26.7	26.5	25.8	25.6	25.3
嗜好飲料類 調味料・香辛料類	119.7	109.4	113.4	137.4	190.2	189.4	185.9	182.3	509.3 83.5	531.6 87.5	592.8 93.2	616.4 92.0	601.6 92.8
補助栄養素・特定保健食品	—	—	—	—	—	—	—	—	—	—	—	11.6	11.8
そ　の　他	11.7	14.0	13.7	14.3	17.6	18.8	19.4	19.4	—	—	—	—	—

注：1) 平成13年より分類が変更された。特に「ジャム」は「砂糖類」から「果実類」に，「味噌」は「豆類」から「調味料・香辛料類」に，「マヨネーズ」は「油脂類」から「調味料・香辛料類」に分類された。「動物性食品」の総量には「バター」「動物性油脂」が含まれるため，内訳合計とは一致しない。また，平成13年より調理を加味した数量となり，「米・加工品」の米は「めし」「かゆ」など，「その他の穀類・加工品」の「干しそば」は「ゆでそば」など，「藻類」の「乾燥わかめ」は「水戻しわかめ」など，「嗜好飲料類」の「茶葉」は「茶浸出液」などで算出している。「その他のいも・加工品」には「でんぷん・加工品」が含まれ，「その他の野菜」には，「野菜ジュース」「漬けもの」が含まれる。
2) 平成15年より補助栄養素（顆粒，錠剤，カプセル，ドリンク状の製品（薬剤も含む））及び特定保健用食品からの摂取量の調査が追加された。
（厚生労働省：国民健康・栄養調査報告より引用改変）

付表10 (a) 日本人の食事摂取基準（1人1日当たり，推奨量，栄養素等の種類・性・年齢階級別）（使用期間 平成17～21年度）

男

エネルギー・栄養素別 [1]		1～2歳	3～5	6～7	8～9	10～11	12～14	15～17	18～29	30～49	50～69	70歳以上
エネルギー [1]	kcal	1050	1400	1650	1950	2300	2650	2750	2650	2650	2400	1850
たんぱく質	g	20	25	35	40	50	60	65	60	60	60	60
コレステロール	mg	—	—	—	—	—	—	—	750未満	750未満	750未満	750未満
食物繊維*	g	—	—	—	—	—	—	—	27	26	24	19
ビタミンB$_1$	mg	0.5	0.7	0.9	1.1	1.2	1.4	1.5	1.4	1.4	1.3	1.0
ビタミンB$_2$	mg	0.6	0.8	1.0	1.2	1.4	1.6	1.7	1.6	1.6	1.4	1.1
ビタミンB$_6$	mg	0.5	0.6	0.8	0.9	1.2	1.4	1.5	1.4	1.4	1.4	1.4
葉酸	μg	90	110	140	160	200	240	240	240	240	240	240
ビタミンB$_{12}$	μg	0.9	1.1	1.4	1.6	2.0	2.4	2.4	2.4	2.4	2.4	2.4
ビタミンC	mg	40	45	60	70	80	100	100	100	100	100	100
ビタミンA	μgRE	250	300	400	450	550	700	700	750	750	700	650
ビタミンE*	mg	5	6	7	8	10	10	10	9	8	9	7
ビタミンD*	μg	3	3	3	4	4	4	5	5	5	5	5
ビタミンK*	μg	25	30	40	45	55	70	80	75	75	75	75
マグネシウム	mg	70	100	140	170	210	300	350	340	370	350	310
カルシウム*	mg	450	600	600	700	950	1000	1100	900	650	700	750
リン*	mg	650	800	1000	1100	1150	1350	1250	1050	1050	1050	1000
鉄	mg	5.5	5.0	6.5	9.0	10.0	11.5	10.5	7.5	7.5	7.5	6.5
銅	mg	0.3	0.4	0.4	0.5	0.6	0.8	0.9	0.8	0.8	0.8	0.8
亜鉛	mg	4	6	6	7	8	9	10	9	9	9	8
ナトリウム(食塩相当量)	g	4未満	5未満	6未満	7未満	9未満	10未満	10未満	10未満	10未満	10未満	10未満
カリウム*	mg	800	800	1100	1200	1500	1900	2200	2000	2000	2000	2000

付表10 (b) 日本人の食事摂取基準（1人1日当たり，推奨量），栄養素等の種類・性・年齢階級別（使用期間　平成17〜21年度）

女

エネルギー・栄養素別		1〜2歳	3〜5	6〜7	8〜9	10〜11	12〜14	15〜17	18〜29	30〜49	50〜69	70歳以上
エネルギー[1]	kcal	950	1250	1450	1800	2150	2300	2200	2050	2000	1950	1550
たんぱく質	g	20	25	30	40	50	55	50	50	50	50	50
コレステロール	mg	―	―	―	―	―	―	―	600未満	600未満	600未満	600未満
食物繊維*	g	―	―	―	―	―	―	―	21	20	19	15
ビタミンB_1	mg	0.5	0.7	0.8	1.0	1.2	1.2	1.2	1.1	1.1	1.0	0.8
ビタミンB_2	mg	0.5	0.8	0.9	1.1	1.3	1.4	1.3	1.2	1.2	1.2	0.9
ビタミンB_6	mg	0.5	0.6	0.7	0.9	1.2	1.3	1.2	1.2	1.2	1.2	1.2
葉酸	μg	90	110	140	160	200	240	240	240	240	240	240
ビタミンB_{12}	μg	0.9	1.1	1.4	1.6	2.0	2.4	2.4	2.4	2.4	2.4	2.4
ビタミンC	mg	40	45	60	70	80	100	100	100	100	100	100
ビタミンA[3]	μgRE	250	300	350	400	500	550	600	600	600	600	550
ビタミンE*	mg	4	6	6	7	7	8	9	8	8	8	7
ビタミンD*	μg	3	3	3	4	4	4	5	5	5	5	5
ビタミンK*	μg	25	30	35	45	55	65	60	60	65	65	65
マグネシウム	mg	70	100	130	160	210	270	300	270	280	290	270
カルシウム*	mg	400	550	650	800	950	850	850	700	600	700	650
リン*	mg	600	800	900	1000	1050	1100	1000	900	900	900	900
鉄[4]	mg	―	―	―	―	13.0	13.5	11.0	10.5	10.5	10.5	―
銅	mg	0.3	0.3	0.4	0.5	0.6	0.7	0.7	0.7	0.7	0.7	0.7
亜鉛	mg	4	5	6	6	7	7	7	7	7	7	7
ナトリウム（食塩相当量）	g	3未満	5未満	6未満	7未満	8未満	8未満	8未満	8未満	8未満	8未満	8未満
カリウム*	mg	800	800	1000	1200	1400	1700	1600	1600	1600	1600	1600

注：1）身体活動レベルがⅡ（ふつう）のときの推定エネルギー必要量である。
2）各栄養素の数値は，推奨量（ある性・年齢階級に属する人々のほとんど（97〜98%）が1日の必要量を満たすと推定される1日の摂取量で，原則として「推定平均必要量＋標準偏差の2倍」である。ただし，*が付されたものは目安量（推定平均必要量・推奨量を算定するのに十分な科学的根拠が得られない場合に，ある性・年齢階級に属する人々が，良好な栄養状態を維持するのに十分な量）。コレステロールとナトリウムは目標量（生活習慣病の一次予防のために現在の日本人が当面の目標とすべき摂取量）である。
3）RE（ビタミンAの単位）はレチノール当量で，1μgRE＝1μgレチノール＝12μgβ-カロテンである。
4）「月経あり」の推奨量である。
5）脂質，炭水化物については，推奨量に摂取基準が設定されていないため，ここには掲上していない。

（厚生労働省：日本人の食事摂取基準2005年版）

付表11　衛生・公衆衛生年表

1300年代	ペストによる死者　ヨーロッパ，中国に多数		
1383	マルセイユ港海港検疫法		
	16，17世紀に重大視された疾病：梅毒，痘そう，マラリア，ジフテリア，腺ペスト 16世紀のヨーロッパの基本産業：鉱業		
1500年頃	〔ヨーロッパに公衆衛生活動〕		
1556	G. Agricolaが「金属中毒」を著す	神田上水，玉川上水	1650（慶安3）
1700	B. Ramazziniが「働く人々の病気」を著す	貝原益軒が「養生訓」を著す	1713（正徳3）
	〔18世紀後半　英国　産業革命〕		
1797	J. P. Frankが「完全な医療行政組織」を著す		
1829	〔ヨーロッパ，コレラ流行〕 J. Snowが水系感染の疫学的証明		
1848	J. GuerinがSocial medicine, 社会医学についての概念の普及 英国 Public Health Act制定		
1851	第1回　国際衛生会議（パリ）	神田お玉ケ池種痘所	1858（安政5）
1865	M. V. Pettenkoferがミュンヘン大学に衛生学講座開講	長崎に医学伝習所 医制76条制定 種痘規則公布 内務省に衛生局設置 〔コレラ大流行1879，1886年〕	1860（安政7） 1874（明7） 1875（明8）
1881	ドイツに社会保険計画		
1882	R. Kochが結核菌の発見	東京大学衛生学教室開設	1884（明17）
1888	パリにPasteur研究所設立		
1895	レントゲンがX線発見	京都大学衛生学教室開設	1897（明30）
1898	キュリー夫妻がラジウム発見	伝染病予防法制定	
1907	国際公衆衛生事務局創設（パリ）	海港検疫法制定	1899（明32）
		鉱業法制定	1905（明38）
1919	ILO（国際労働機関）設立	医師法及び歯科医師法の制定	1906（明39）
		工場法制定	1911（明44）
		〔スペインかぜ流行1918〕	
		結核予防法，トラホーム予防法	1919（大8）
1920	国際連盟（League of Nations）	倉敷労働科学研究所設立	1921（大10）
1926	国際衛生条約の締結		
1935	社会保障法制定（米国）		
		（旧）保健所法制定	1937（昭12）
		厚生省設置，国立公衆衛生院設立	1938（昭13）

付表11 つづき

年	世界	日本	年
1943	英国の大学で社会医学講座開設		
1945	国際連合（United Nations），WHO設立	〔第二次世界大戦終結〕	1945（昭20）
		医学部に衛生学講座とともに公衆衛生学講座設置	1946（昭21）
		労働省設置，労働基準法，食品衛生法，児童福祉法制定	1947（昭22）
		（新）保健所法制定	
1948	世界人権宣言（国連総会）	予防接種法	1948（昭23）
	社会保障「ゆりかごから墓場まで」（英国）	精神衛生法	1950（昭25）
		新結核予防法，WHO，ILO加盟	1951（昭26）
		栄養改善法	1952（昭27）
		学校保健法	1958（昭33）
		国民皆保険制度の実現	1961（昭36）
1962	レイチェル・カーソン「沈黙の春」を著す	母子保健法	1965（昭40）
		公害対策基本法	1967（昭42）
1970	大気汚染防止法（マスキー法；米国）	環境庁設立	1971（昭46）
1972	人間環境に関する国連会議	労働安全衛生法	1972（昭47）
	国連環境計画（UNEP）設立		
1974	世界人口年	国立公害研究所設立（現・国立環境研究所）	1974（昭49）
1978	プライマリヘルスケア（PHC）国際会議（アルマ・アタ）		
1980	WHO痘瘡撲滅宣言		
1981	初めてのAIDS患者報告（アメリカ）		
		老人保健法	1982（昭57）
1986	ヘルスプロモーション国際会議（オタワ憲章）	エイズ予防法	1989（平1）
		環境基本法	1993（平5）
1992	環境と開発の国連会議（地球サミット）	地域保健法，予防接種法改正	1994（平6）
		病理性大腸菌O157による集団食中毒各地で発生	1996（平8）
1996	WHO「世界結核デー」設定		
1997	温暖化防止京都会議	介護保険法制定	1997（平9）
		感染症法制定	1998（平10）
		厚生労働省設置	2001（平13）
		健康増進法	2002（平14）

付表12 労働力人口の年次比較

(単位 万人)　　　　　　　　　　　　　　　　　　　　　　　　　　　　　　　　　　　各年平均

	15歳以上人口	労働力人口 総数	労働力人口 就業者	労働力人口 完全失業者	非労働力人口	労働力人口比率[1] (%)	完全失業率[2] (%)
総数							
昭和55年 ('80)	8,932	5,650	5,536	114	3,249	63.3	2.0
平成2 ('90)	10,089	6,384	6,249	134	3,657	63.3	2.1
7 ('95)	10,510	6,666	6,457	210	3,836	63.4	3.2
12 ('00)	10,836	6,766	6,446	320	4,057	62.4	4.7
17 ('05)	11,007	6,650	6,356	294	4,346	60.4	4.4
18 ('06)	11,020	6,657	6,382	275	4,355	60.4	4.1
19 ('07)	11,043	6,669	6,412	257	4,367	60.4	3.9
男							
昭和55年 ('80)	4,341	3,465	3,394	71	859	79.8	2.0
平成2 ('90)	4,911	3,791	3,713	77	1,095	77.2	2.0
7 ('95)	5,108	3,966	3,843	123	1,139	77.6	3.1
12 ('00)	5,253	4,014	3,817	196	1,233	76.4	4.9
17 ('05)	5,323	3,901	3,723	178	1,416	73.3	4.6
18 ('06)	5,327	3,898	3,730	168	1,425	73.2	4.3
19 ('07)	5,342	3,906	3,753	154	1,432	73.1	3.9
女							
昭和55年 ('80)	4,591	2,185	2,142	43	2,391	47.6	2.0
平成2 ('90)	5,178	2,593	2,536	57	2,562	50.1	2.2
7 ('95)	5,402	2,701	2,614	87	2,698	50.0	3.2
12 ('00)	5,583	2,753	2,629	123	2,824	49.3	4.5
17 ('05)	5,684	2,750	2,633	116	2,929	48.4	4.2
18 ('06)	5,693	2,759	2,652	107	2,930	48.5	3.9
19 ('07)	5,701	2,763	2,659	103	2,935	48.5	3.7

注1) 労働力人口比率 $= \dfrac{\text{労働力人口}}{\text{15歳以上人口}} \times 100$　　2) 完全失業率 $= \dfrac{\text{完全失業者}}{\text{労働力人口}} \times 100$

(総務省統計局：労働力調査)

付表13 労働災害・交通災害・火災による被災者数

	昭和60（'85）	平2（'90）	7（'95）	11（'99）	12（2000）	17（'05）
労働災害	901,855	797,980	665,043	602,853	554,564	551,663
交通災害	690,607	801,522	922,677	1,050,397	1,155,697	1,156,633
火　災	9,297	8,925	9,635	9,575	10,315	11,045

（労働災害の被災者数は，労災保険新規受給者数の資料による．交通災害，火災は，それぞれ警察庁，消防庁の資料による）

付表14（a）高温の許容基準

（日本産業衛生学会）

作業の強さ	許容温度条件	
	WBGT（℃）	CET（℃換算値）
RMR〜1　（極軽作業）	32.5	31.6
RMR〜2　（軽作業）	30.5	30.0
RMR〜3　（中等度作業）	29.0	28.8
RMR〜4　（中等度作業）	27.5	27.6
RMR〜5　（重作業）	26.5	27.0

RMR：relative metabolic rate，エネルギー代謝率
WBGT：wet bulb globe temperature index，WBGT 指数
CET：corrected effective temperature，修正有効温度，修正感覚温度

付表14（b）RMRと代謝エネルギー

作業の強さ	代謝エネルギー（kcal/時）
RMR〜1　（極軽作業）	〜130
RMR〜2　（軽作業）	〜190
RMR〜3　（中等度作業）	〜250
RMR〜4　（中等度作業）	〜310
RMR〜5　（重作業）	〜370

付表15（a）寒冷の許容基準（4時間シフト作業における一連続作業時間の限度）

気 温	作 業 強 度	一連続作業時間（分）
−10〜−25℃	軽作業（RMR〜2） 中等度作業（RMR〜3）	〜50 〜60
−26〜−40℃	軽作業（RMR〜2） 中等度作業（RMR〜3）	〜30 〜45
−41〜−55℃	軽作業（RMR〜2） 中等度作業（RMR〜3）	〜20 〜30

注：風速は0.5m/秒以下のほぼ無風とする．
　一連続作業時間の作業の後には，少なくとも30分間程度の充分な休憩時間を採暖室でとる必要がある．例えば，一連続作業時間20分，採暖・休憩30分の場合には，4時間中に作業5回，休憩5回（作業20分―休憩30分―作業20分…）である．

付表15（b）風の冷却力を示す等価冷却温度（℃）

風速 （m/秒）	気　温（℃）										
	0	−5	−10	−15	−20	−25	−30	−35	−40	−45	−50
無風	0	−5	−10	−15	−20	−25	−30	−35	−40	−45	−50
2	−1	−6	−11	−16	−21	−27	−32	−37	−42	−47	−52
3	−4	−10	−15	−21	−27	−32	−38	−44	−49	−55	−60
5	−9	−15	−21	−28	−34	−40	−47	−53	−59	−66	−72
8	−13	−20	−27	−34	−41	−48	−55	−62	−69	−76	−83
11	−16	−23	−31	−38	−46	−53	−60	−68	−75	−83	−90
15	−18	−26	−34	−42	−49	−57	−63	−73	−80	−88	−96
20	−20	−28	−36	−44	−52	−60	−68	−76	−84	−92	−100

付表15（c）各種衣服の保温性（クロ値）

衣服組合せ	clo（クロ値）
下着（上下），シャツ，ズボン，上衣，ベスト，靴下，靴	1.11
下着（上下），防寒上衣，防寒ズボン，靴下，靴	1.40
下着（上下），シャツ，ズボン，上衣，オーバージャケット，帽子，手袋，靴下，靴	1.60
下着（上下），シャツ，ズボン，上衣，オーバージャケット，オーバーズボン，靴下，靴	1.86
下着（上下），シャツ，ズボン，上衣，オーバージャケット，オーバーズボン，帽子，手袋，靴下，靴	2.02
下着（上下），オーバージャケット，オーバーズボン，防寒上衣，防寒ズボン，靴下，靴	2.22
下着（上下），オーバージャケット，オーバーズボン，防寒上衣，防寒ズボン，帽子，手袋，靴下，靴	2.55
厚手防寒服，極地服	3〜4.5
寝袋	3〜8

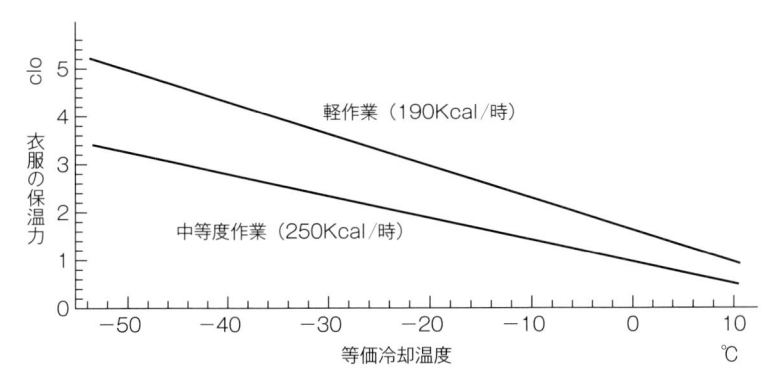

付図1　作業強度別の気温と必要とされる衣服の保温力との関係

索　引

あ行

亜鉛中毒　136
亜急性疲労　121, 122
悪臭　52
悪性中皮腫　158
亜硝酸性窒素　10
アスベスト　157, 158
暑さ指数　18
亜硫酸ガス　7
アルコール　107, 108
　——依存症　107
　——消費量　105
アレルギー性反応　161
アレルギー様食中毒　94
アレルゲン　160
安全衛生委員会　131

硫黄酸化物　7
異常気圧　144
イソシアネート類　141
イタイイタイ病　45, 50
一時的聴覚閾値移動　149
一酸化炭素　6
　——ヘモグロビン　7, 8
一般廃棄物　40
遺伝子組み換え食品　99
衣服気候　35
衣服公害　37
衣服材料の性質　35
衣服による障害　37
衣服の煙突効果　36
衣服の機能　34
衣服の伸縮性　34
衣服の保温性　34, 184, 185
衣服の役割　35
飲酒の健康影響　105
院内感染　74
　——の基準　73

インフルエンザ　59, 60, 63, 76

ウイルス性肝炎　75

A特性　54
永久的聴覚閾値移動　149
エイズ　74
衛生害虫　39
　——の駆除　39
栄養所要量　89
栄養素別摂取構成割合　89
栄養素等摂取量の年次推移　175
衛生・公衆衛生年表　180, 181
エネルギー代謝率　112, 183
塩化ビニル　139
塩素消毒　12
塩素イオン　10

オキシダント　8
汚染　59
オタワ憲章　85
音響性難聴　148
温湿指数　16
温熱指標　17

か行

開角　32
化学的酸素要求量　15, 51
可視光線　23
家庭用品の規制基準　168, 169, 170
風の冷却力を示す等価冷却温度　184
家族集積性　64
可聴領域　54
活性汚泥法　15

活性紫外線　23
カドミウム中毒　132
過敏性肺炎　161, 162
花粉症　163
過マンガン酸カリウム消費量　10
簡易水道　11
簡易専用水道　11
感覚温度　16
換気　29
環境管理　114
環境条件の評価基準　5
環境ホルモン　53
還元型大気汚染（ロンドン型）　47
感受性　61
　——指数　59
間接接触感染　66
間接伝播　61
感染　59
　——経路　60
　——症　59
　——症の種類　76
　——症法　77
　——発症指数　59
緩速濾過　12
寒冷の許容基準　184

気圧　144
気候図表　21
気候帯　20
気象病　21
寄生虫症　69
寄生虫症の特徴　71
季節病　21
喫煙　105
　——者率　105
　——の健康影響　105
キノコ　98
牛海綿状脳症　100

索引　187

急性疲労　121, 122
急速濾過　12
局所振動　56
局所振動障害　149, 150
金属亜鉛　136
金属水鉛　135
金属熱　136
金属中毒　132, 133

空気中の有害物質　116
空気の成分　6
偶発性低体温症　22
クール・ビズ　37
クリモグラフ　21, 22
グレア　32
クロ値　35
クロム中毒　136

経気道感染　66
経皮・経粘膜感染　66
頸肩腕症候群　118
経口感染　65, 76
経口伝染病　64
下水　14
　──処理　14
結核　66, 76, 83
減圧症　146, 147
検疫　78
嫌気性処理　15
健康管理　115
　──手帳　155
健康増進法　86
健康づくりのための
　運動指針　102
健康づくりのための
　休養指針　104
健康づくりのための
　睡眠指針　104
健康保菌者　60
顕性感染　59

建築基準法　28
建築物衛生法　34
建ぺい率　28

高温の許容基準　183
公害　44
　──行政　45
　──対策基本法　45
　──のエピソード　46
　──の現状　45
　──発生の機序　46
高気圧障害　148
好気性処理　15
航空減圧症　146
恒常性　2
交替制勤務　113
後天性免疫不全症候群　74
後天免疫　61
硬度　9
行動体力　111
鉱物性粉じん　157
合流式　14
黒球温度　16
国際伝染病　78
国際労働機関　109
国民健康・栄養調査　88
枯草熱　162
ごみ処理の状況　40
ごみ排出量　40

さ行

災害頻発者　130
細菌・ウイルス性食中毒
　94
　──予防の原則　94
細菌性食中毒　94
採光　31
再興感染症　77
最小可聴限界　54
最大酸素摂取量　112

サイロ病　162
作業管理　115
殺鼠法　39
サルモネラ　93, 94
酸化型大気汚染（ロサンゼ
　ルス型）　47
産業構造　110
産業災害　128
産業廃棄物　40, 44
産業疲労　121
　──の原因　121
　──の防止対策　125
　──の要因　123
酸欠症　138
酸素　6
酸素欠乏　15, 138, 145

次亜塩素酸　12
シアン化水素中毒　137
紫外線　23, 152
自覚症状しらべ　124
歯牙酸蝕症　8, 137, 138
資源化　41
事故頻発　127
自然換気　30
自然環境　1
自然採光　31
自然毒食中毒　95
湿球黒球温度指数　18
室内気候　32
シックビル症候群　30
疾病成立の3要因　60
至適温熱条件　19
至適環境条件　4
至適条件の評価　4
し尿処理　41
し尿処理施設　43
地盤沈下　51
事務所の環境衛生基準
　165, 166

社会環境　1
終末消毒　78
主観的至適温熱環境　19
主観的な評価　4
宿主　59, 60, 61
受動喫煙　105
浄化槽　42
消化槽　43
浄水機能　11
受動免疫　63
硝酸性窒素　10
上水道　11
照度基準　33
消毒　78
　——薬　82
照明　31
食物流行　64
食育基本法　91
食塩摂取量　89
職業癌　153
　——の歴史　154
　——発生防止のための
　　規則　156
職業性アレルギー　161
職業性レイノー症候群
　150
職業病　113
職業難聴　148
食事バランスガイド　91
食生活指針　90
食中毒　92
　——の原因物質　93
職場の衛生管理　114
職場不適応　127
食品アレルギー　100
食品安全委員会　100
食品安全行政　100, 101
植物性自然毒　98
新感染症　77

食品群別摂取量の年次推移
　176, 177
食品添加物　98
　——の安全性　99
食物感染　63
人為的環境　1
新健康フロンティア戦略
　87
人工換気　30
人工環境　1
新興感染症　77
人畜共通感染症　68
振動　56
　——障害　149
　——対策　58
　——の人体影響　57
塵埃感染　66
じん（塵）肺症　157, 161
じん肺症の合併症　157
じん肺症の診断　159, 160
じん肺の管理区分　159,
　160
新有効温度　18

水銀中毒　135
水系感染　63
水系伝染病　9
水系流行　64
水源　11
水質汚濁　49
　——に係る環境基準　172
水質基準　10
垂直感染　61
水平感染　61
水道普及率　11

成人T細胞白血病　75
成人病　85
生物化学的酸素要求量
　14，51

生物学的適応能力　3
生物濃縮　2
生理的至適温熱環境　19
生理的指標　4
生活習慣病　85
赤外線　23, 25, 152
石綿　157
　——小体　157
石綿肺　157, 160
接触性皮膚炎　161
節足動物媒介感染症　70
潜函作業　147
全身振動　56
　——障害　149
先天免疫　61
潜伏期　59
線量限度の勧告値　152

騒音　54
　——公害　55
　——性難聴　148
　——に係る環境基準
　　173, 174
即時型アレルギー　161
即時消毒　78

た行
ダイオキシン類　53
大気汚染　47
　——物質の環境基準
　　171
帯電性　35
体力　111
たばこ対策　105
炭酸ガス　6
短時間曝露限界値　114,
　115
暖房方法　34

遅延型アレルギー　161

地下水　11
窒素酸化物　8
地表水　11
昼光率　31
超音波　54
超低周波空気振動　54
直接伝播　60

ツツガムシ病　160

低圧　144
定期予防接種　84
適正な照度　32
適正飲酒　107
典型7公害　45
電磁波　25
電磁波の波長域　24
天水　11
伝染性感染症　59
伝染病　59
伝染病予防の原則　75
纏足　36
電離放射線　24, 25, 26, 150, 152
　——による障害　25, 150
　——の種類　26
天井値　114, 115

TORCHES症候群　72
動物性自然毒　95
動物性脂肪　89
動物性蛋白質　89
動揺病　150
特異的職業病　113
特化則　155
毒キノコ　98
特定化学物質等障害予防規則　155
土壌汚染　52
トリハロメタン　13

トルエンジイソシアネート　141
ドルノ線　23

な行

内分泌攪乱化学物質　53
鉛中毒　132
鉛によるヘム合成阻害　135
生ワクチン　79, 83
二酸化硫黄　7
　——濃度　48
二酸化炭素　6, 8
二酸化窒素中毒　137
二酸化窒素濃度　48
日周性疲労　121, 122
ニトログリコール　140
日本住血吸虫病　160
日本人の食事摂取基準　178, 179
尿路系腫瘍　154

ネズミの害　38
ネズミの駆除　38
熱虚脱　142, 143
熱痙攣　142, 143
熱衰弱症　143
熱・日射病　142
熱中症　20, 142, 143

農夫肺　162
農薬汚染　52
農薬中毒　141
能率的指標　4

は行

肺癌　154, 158
廃棄物　40
排水施設　14

排水方式　14
排水基準　167
白ろう病　150
破傷風菌　69
斑状菌　9, 138
ハンセン病　66
汎適応症候群　3

微気候　34
非正規労働者　111
ヒ素中毒　136
ヒ素ミルク事件　95
必要換気量　30
非伝染性感染症　59
非電離放射線　23, 24
　——の障害　25
非特異的職業病　113
皮膚癌　153, 154
飛沫核散布　66
飛沫散布　66
病原巣の種類　61
病原体の伝播様式　62
標的臓器　117
疲労判定方法　124
疲労徴候の現れ方　122

VDT作業　120, 121
フィードバック機構　3
風冷指数　18, 144, 145
不快指数　16
不活化ワクチン　79, 83
不感蒸泄　9, 19
フグ中毒　95
不顕性感染　59
フッ化水素中毒　137
フッ素　9
フミン質　13
浮遊物質　15
浮遊粒状物質　8
プライマリヘルスケア　85

文化的適応能力　3
糞口感染　61
分流式　14

β-ナフチルアミン　153, 154
ベルゴニー・トリボンドの法則　151
ヘルスプロモーション憲章　85

防衛体力　111
膀胱癌　153, 154
芳香族ニトロアミノ化合物　141
放射線障害　27
放射線の単位　27
ホスゲン中毒　138
ホヤ喘息　162
ポリ塩化ビフェニル　52
ホルムアルデヒド　29, 30

ま行
マイクロ波　23, 153
麻疹　61, 62, 63
末梢循環障害　150
マンガン中毒　136
慢性ヒ素中毒　51
慢性疲労　121, 122
慢性閉塞性呼吸器疾患　47
水俣病　45, 50

無機水銀　136

滅菌　78
眼の感染症　66
免疫　63

や行
有害物質の代謝経路　117
有機スズ化合物　53
有機性粉じん　157
有機溶剤　139, 140
有効温度　16
油症事件　95
遊離型残留塩素　12, 13

容積率　28
溶存酸素　14
　——量　51
腰痛症　118
　——の特徴　119
用途地域　28, 29
予防接種　79
四アルキル鉛　132

ら行
流行現象　63
粒子線　25
硫化水素中毒　137
量-影響関係　117
量-反応関係　117
臨界臓器　117

冷房病　143
レーザー光線　24, 153
レジオネラ症　69
連鎖伝播　64
レントゲン酔い　151

労働安全衛生法　110
労働基準法　110
労働力人口　111
　——の年次比較　182
労働災害，交通災害，火災による被災者数　183
労働環境要因　113
労働強度　112

労働災害の発生要因　128
労働力人口比率　111
六価クロム　136

わ行
ワイル病　160, 161
ワクチンの種類　79

著者紹介 (執筆順)

田中　正敏 (たなか　まさとし)

1964年新潟大学医学部医学科卒業，1966年明治大学第二工学部建築学科卒業，1969年4月～1970年3月国立公衆衛生院医学専攻科，1972年東京医科歯科大学大学院医学研究科終了，1975年ケベック大学研究員 (カナダ，2年間)，1975年昭和大学医学部助教授，1981年ノッティンガム大学研究員 (英国，1年間)，1988年福島県立医科大学教授 (衛生学)，1996年フランス国立科学研究センター客員教授 (3カ月間)，2002年福島県立医科大学名誉教授，福島学院大学福祉学部教授，現在に至る．

医師免許証，一級建築士免許証，医学博士，労働衛生コンサルタント，1971年第5回彰国社懸賞プロジェクト次席入選，1983年上條奨学賞，1994年空気調和・衛生工学会学会賞，1999年ビル管理教育センター表彰，2000年緑十字賞受賞，2002年日本生理人類学会賞受賞，2007年厚生労働大臣表彰

能川　浩二 (のがわ　こうじ)

1965年金沢大学医学部医学科卒業，1969年4月～1970年3月国立公衆衛生院医学専攻科，1970年金沢大学大学院医学研究科終了，1970年金沢大学医学部助手，1974年金沢大学医学部講師，1977年スウェーデン・カロリンスカ研究所環境衛生学教室留学，1980年金沢医科大学教授 (衛生学)，1989年千葉大学医学部教授 (衛生学)，1998年千葉大学大学院医学研究院環境労働衛生学分野教授，2006年千葉大学名誉教授，千葉産業保健推進センター所長，現在に至る．

医師免許証，医学博士，1997年千葉労働基準局長功績賞，2000年日本衛生学会賞，2001年労働大臣功績賞

谷島　一嘉 (やじま　かずよし)

1962年東京大学医学部医学科卒業，1967年東京大学大学院生物系研究科第二臨床医学修了，1974年東京大学医用電子研究施設助教授，1983年日本大学医学部衛生学・宇宙医学教授，2001年佐野短期大学学長，現在に至る．

医師免許証，医学博士，1993年ツィオルコフスキー勲章受賞 (ロシア保健省)，2000年ＩＡＡ国際宇宙アカデミー生命科学部門賞受賞

曽田　研二 (そだ　けんじ)

1959年横浜市立大学医学部医学科卒業，1960年厚生技官，国立予防衛生研究所腸内ウイルス部，1965年文部技官助手，東京大学医科学研究所ウイルス感染部，1971年群馬県衛生研究所主任研究員，1973年愛媛県衛生研究所所長，1980年千葉県衛生研究所所長，1982年横浜市立大学医学部公衆衛生学講座教授，1998年横浜市立大学医学部名誉教授，横浜市総合保健医療センター長，2006年同退職

医師免許証，医学博士

稲葉　　裕（いなば　ゆたか）
1968年東京大学医学部医学科卒業，1973年東京大学医学部保健学科大学院博士課程修了，1973年東京大学医学部保健学科疫学教室助手，1974年東京大学医学部医学科衛生学教室助手，1975年ハワイ大学がんセンター協力研究員（1年間），1979年順天堂大学医学部衛生学講座助教授，1988年順天堂大学医学部衛生学講座教授，2008年順天堂大学医学部衛生学講座客員教授，実践女子大学生活科学部食生活科学科公衆衛生学研究室教授，現在に至る．
医師免許証，保健学博士，医学博士

赤松　　隆（あかまつ　たかし）
1958年慶應義塾大学医学部医学科卒業，1960年米国アルバニー医科大学麻酔学教室臨床講師，1967年慶應義塾大学医学部外科学教室講師，1971年琉球大学保健学部成人保健教授，1979年琉球大学医学部医学科保健医学講座教授，1990年杏林大学医学部公衆衛生学教室教授，1999年杏林大学医学部衛生学・公衆衛生学教室客員教授，1999年太平洋セメント株式会社産業医　現在に至る．
医師免許証，医学博士，沖縄労働局労働衛生指導医，労働衛生コンサルタント

1996年2月1日初版第1刷発行
1999年4月5日第2版第1刷発行
2002年4月5日第3版第1刷発行
2009年4月10日第4版第1刷発行

衛生・公衆衛生学　環境と健康　第4版
定価（本体1,300円+税）　　　　　　　　　　　　　検印省略

|著　者|田中　正敏|
|能川　浩二|
|谷島　一嘉|
|曽田　研二|
|稲葉　裕|
|赤松　隆|

発行者　太田　博
発行所　株式会社　杏林書院
〒113-0034　東京都文京区湯島4-2-1
Tel　03-3811-4887（代）
Fax　03-3811-9148
http://www.kyorin-shoin.co.jp

Ⓒ M.Tanaka

ISBN 978-4-7644-0065-8　C3047　　　　　表紙デザイン　田中　利夫
Printed in Japan　　　　　　　　　　　　広研印刷／川島製本所

・本書の複製権・翻訳権・上映権・譲渡権・公衆送信権（送信可能化権を含む）は株式会社杏林書院が保有します．
・ JCLS ＜(株)日本著作出版権管理システム委託出版物＞
　本書の無断複写は著作権法上での例外を除き禁じられています．複写される場合は，その都度事前に (株)日本著作出版権管理システム（電話03-3817-5670, FAX 03-3815-8199）の許諾を得てください．